腳是身體第二個心臟，老化從腳退化開始，
健康的兩隻腳，就是我們最好的兩個醫生。

走路健康奇蹟

張明玉　主編

關於本書

我想告訴你，中年後的自信，不是在「腦」而是在「腳」。

腳是第二個心臟，老化從腳退化開始……

擁有健康的兩隻腳，就是擁有兩個好醫生！

所以，走路好處多多——

1. 當我們變老時，我們的腳腿必須始終保持堅挺有力。
2. 當我們變老時，我們不應該擔心我們的頭髮變灰或皮膚鬆弛或皮膚皺紋。
3. 在「長壽」的跡象中，如《美國預防雜誌》所概述的那樣，強壯的腿部肌肉被列為最重要和最基本的肌肉。
4. 如果兩周不動腿，則腿部力量會降低10年。
5. 丹麥哥本哈根大學的一項研究發現，無論老少，在「不活動」的兩周內，腿部肌肉的力量都會減弱三分之一，相當於老化20至30年。
6. 隨著我們腿部肌肉的衰弱，即使我們進行康復和鍛鍊，它也將需要很長時間才能恢復過來。

7.因此，定期進行的運動（如步行）非常重要。

8.整個身體的重量（負荷），仍然保持在腿上。

9.腳是一種「支柱」，承重於人體。有趣的是，一個人的體重中有50%位於骨頭中，而骨頭的50%則位於兩條腿中。

10.人體最大和最強的關節和骨頭，也在腿上。

11.強壯的骨骼，強壯的肌肉和靈活的關節形成的「鐵三角」，承載著人體上最重要的負荷。

12.70%的人類活動和生命中的能量燃燒，是由兩隻腳來完成的。

13.你知道嗎？當一個人年輕時，他的大腿有足夠的力量抬起一輛小型車！

14.「腿和腳」是身體運動的中心。

15.兩條腿擁有人體50%的神經，50%的血管和50%的血液流過它們。

16.這是連接身體的大型循環網絡。

17.當腳和腿部健康時，常規的血液流動就會順暢地進行，因此腿部肌肉發達的人肯定會擁有「堅強的心臟」。

18．人體「老化」，首先從腳部開始，再向上發展。

19．隨著年齡的增長，大腦和腿部之間的指令傳輸的準確性和速度會下降，這與年輕人．是完全不同的。

20．隨著時間的流逝，骨骼的鈣質早晚會流失，致使老年人更容易發生骨折。

21．老年人的骨骼骨折後，很容易引發一系列併發症，尤其是致命性疾病，例如：腦血栓形成。

22．您知道嗎，15％老年人一旦大腿骨折後，有些人會在一年內死亡！

23．鍛鍊腿部，即使在60歲以後或更大年齡，也永遠不會太晚。

24．儘管我們的腳、腿會隨著時間而逐漸衰老，但是鍛鍊腳、腿是一輩子的任務。

聯合報元氣周報孫中英曾經報導——

友邦人壽總經理陳嘉亮先生就是以「每天走10公里，顧好了心臟的7支支架！」

可見，走路好處多多！

前言

最近，百貨公司一定會設置健康食品專櫃，街頭巷尾都充斥著「創造健康」或「創造體力」的說法。現在可說是「疾病膨脹時代」，整個社會充滿了疾病，「健康」已經不再是廉價品了。

翻閱最新的百科全書，想要查其中的「健康」項目，但是其中只有「健康管理」和「健康保險」的項目，而沒有「健康」一項。不只是一般的字典，翻閱六卷長篇巨著《醫學生物學大辭典》，發現關於健康也只有十二行的敘述而已。

有的生物學家說，「健康是沒有自覺到自己生病的病人」；而有的醫學說則說「人爲病之器」；人類文學家則說，「人是文化的毒瘤」，似乎有部分的人對於健康感到懷疑，因此即使閱翻醫學書，也沒有詳細探討關於「健康」的敘述。

追溯十八世紀時，人們較常罹患的是哪些疾病，結果調查以後發現有二四〇〇種。但是到了一九四三年時爲三五〇〇種，到了一九五四年時爲七〇〇〇種。由此可知，在自然科學家聚集智慧，發現疾病的同時，「健康」卻日益衰退了。

＊

包括人類在內的所有生物經過無數的變異和淘汰，邁入進化之路，但是其原動力是環境。生物與外界的物理自然環境保持平衡，維持生存。不論在任何時代，人類必須藉著環境的幫助或向環境挑戰，適應環境，才能夠持續進化。

但是現代的變化太迅速了。人類勉強自己去適應自己所製造出來的人爲環境，因此現在必須重新考慮「健康」的問題。

度過「時光」是人生，而度過「好時光」才是好的人生。問題在於「時光」（壽命）無法按照我們的意思延續下去。

＊

步行可以調節強度和量，也是可以應付各年齡層的運動，是適合今後時代的運動。

健康眞正的意義並非要消滅所有的疾病，而是在所處的環境中沒有任何阻礙，能夠發揮力量的能力。

換言之，健康不只是不罹患疾病的消極水準而已。因此，我們要考慮各種健康法，同時也要認眞考慮創造周遭良好環境的手段。

目錄

第二章・步行減肥的必勝技巧／31

第三章．為何發胖？檢查肥胖度！／85

第1章

為何「步行」對身體有效？

何謂有氧步行？

吸入大量氧的快步走

「爲了減肥，不知道做些甚麼運動較好」，相信很多人都會有這樣的想法。但是開始運動時，需要對戰的對手，還要預約球場或場地，非常麻煩。突然開始運動，可能會損傷肌肉。這時能夠毫不勉強地進行，而且配合自己的步調進行的就是有氧步行。

有氧步行的「有氧」是指含有氧的意思。換言之，有氧步行即「一邊讓身體吸入氧一邊走路」的意思。

有氧也包括了「好像微風一般」、「自然順暢」的意思在內。也許各位認爲這些意思與走路無關，事實上卻非常重要。

有氧步行是有效的走路方法，如果太過拘泥於型態，反而會變得很彆扭，無法自然走路。最好抱持著輕鬆自由的態度。走路時可以伸伸手臂，不需要勉強邁大步，配合體力慢慢走也無妨。

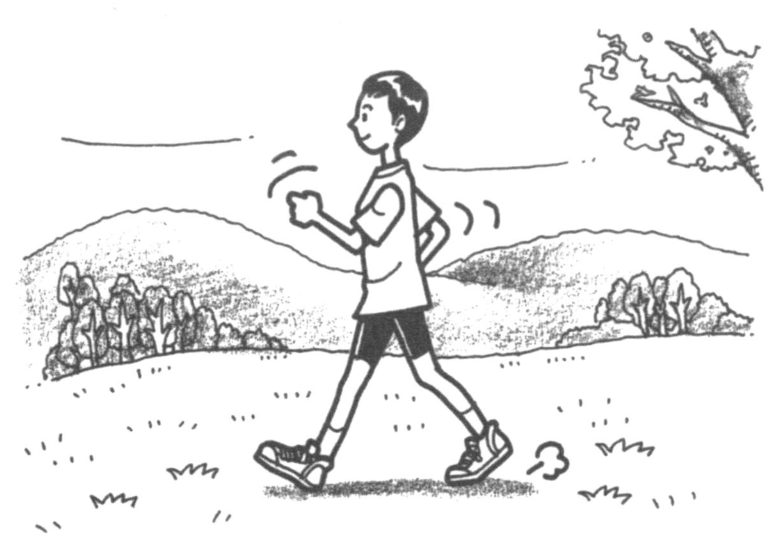

放鬆肩膀的力量，好像微風似地，自然快樂地步行。

有氧步行的走路方法

①視線盡可能保持水平
②抬高身體的重心
③手臂彎曲呈L字形，好好地擺動
④比平常的步伐稍微適大步走路
⑤把氧充分攝取到體內
⑥快步走

以上六項爲注意事項，目的是爲了讓體內吸入大量的氧。

走路的速度分爲每分鐘五〇公尺左右的散步，五〇～七〇公尺左右的普通步，七〇公尺到一〇〇公尺左右的快步這三種型態。有氧步行的速度則是介於普通步與快步之間的速度。

有氧運動對身體很好

利用有氧運動燃燒脂肪

運動包括無氧運動和有氧運動。

短距離跑是無氧運動。聽到槍聲響起便開始衝刺，到達終點之前屏氣凝神的狀態。到達終點以後開始不停地喘氣，呼吸，把數十秒鐘以內憋氣的時候沒有吸入的氧，大量吸收到體內。換言之，無氧運動即藉著停止呼吸而產生熱量的運動。

有氧運動的代表性運動，即有氧舞蹈和馬拉松。馬拉松選手在跑完四二・一九五公里的長距離以後，也能夠臉不紅氣不喘地接受訪問。即能夠一邊跑一邊把氧吸入體內，燃燒脂肪成爲熱量源，所以在運動中不會缺氧。

有氧運動對本身不會造成負擔，因此適合中高年齡層或沒有體力，爲了健康而想要運動的人，或者是想要減肥的人。

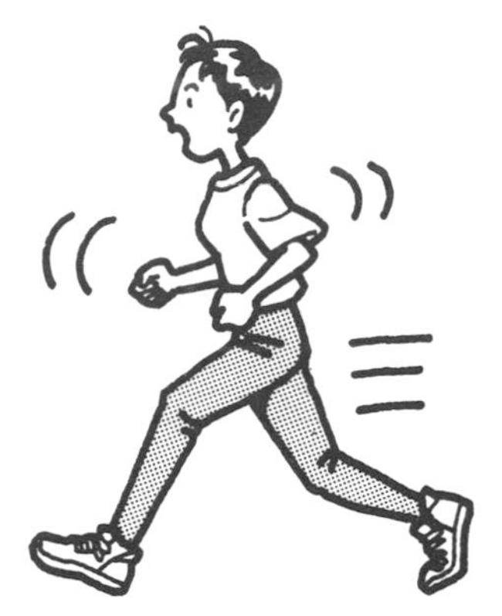
像馬拉松一樣，藉著運動中呼吸而把氧吸入體內的，是有氧運動。

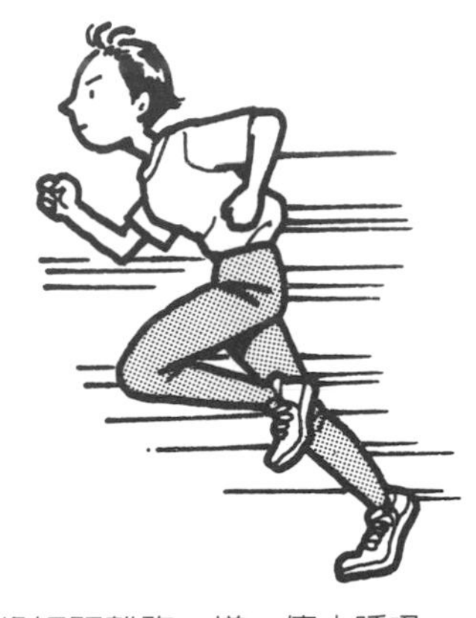
像短距離跑一樣，停止呼吸，使能量爆發的是無氧運動。

利用最小的運動展現最大的效果

有氧運動隨著激烈運動之後需要更多的氧，而到了某個界限值以上時，在運動中攝取的氧量已經不夠。這時的值就稱爲無氧性作業界限值（ＡＴ）。

利用最小的運動盡可能把大量的氧吸收到體內，希望脂肪燃燒時，在不超過ＡＴ的範圍內，進行接近ＡＴ強度的運動。

ＡＴ具有個人差，有的人慢慢走就能夠達到ＡＴ，有的人如果不快步走就無法達到ＡＴ。同樣是有氧舞蹈，但是對於某些人而言，可能會成爲無氧舞蹈，所以必須配合個人的體力與年齡來運動。

步行是理想的運動

大多數人能夠輕易進行的有氧運動是慢跑和步行。只要有點時間，走出戶外就可以開始進行。但是對於身體的負擔方面，兩者之間卻產生很大的差距。雙腳會同時瞬間離開地面的慢跑，在著地時接受來自地面的強大衝擊，體重二～三倍的負擔會加諸膝和腰上。體重較重的人爲了減肥而開始運動，不適合採用慢跑的運動。爲了享受速度感，有可能會超過AT，這也是令人擔心的一點。

另一方面，有氧步行運動強度的標準可以用速度來替換，因此較能夠決定不超過AT，能提升最大效果的運動量。對體力沒有自信的人也可以設定適合自己的速度，對於膝或腰的負擔爲體重的一～一．五倍，因此沒有問題。

有的人也許會認爲：「走路的運動太弱，也許會無效吧！」不必擔心這問題，因爲根據我們的研究得知，如果邁開大步快步走，會比慢跑的效果更好。充分吸入氧的有氧步行，不論是有體力或沒有體力的人都可以應付，對於身體的負擔很少，是理想的運動。

心跳次數的比較

快步走時比慢跑的心跳次數更多。快步走的有氧步行運動較強。

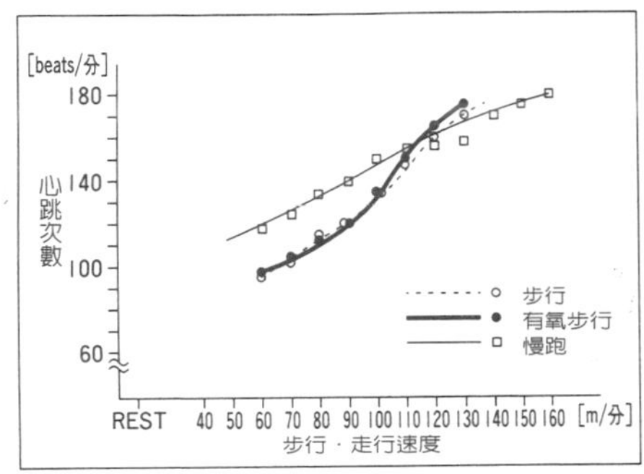

氧攝取量的比較

與心跳次數的變化相同。快步走時，氧攝取量增多。快步走的有氧步行是有效的攝取氧的方法。

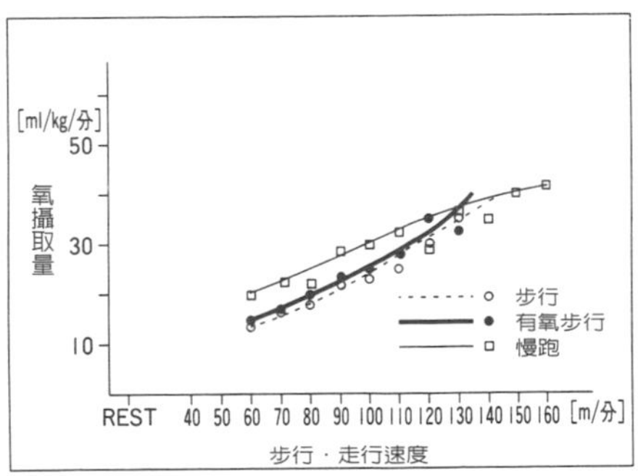

步幅的比較

有氧步行比慢跑的步幅更寬，即腰的扭轉力較大，因此能夠鍛鍊足腰。

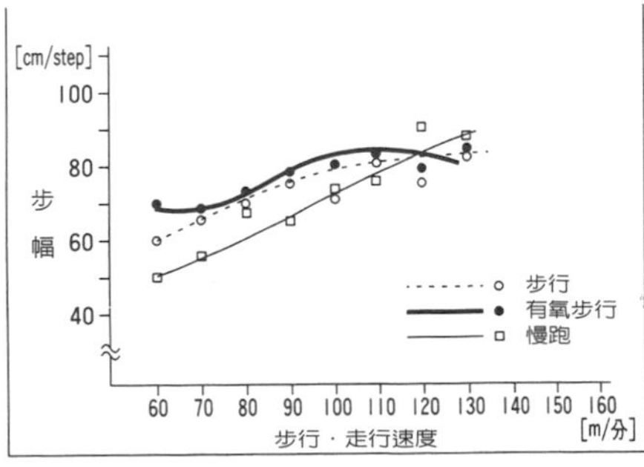

兩隻腳是兩位醫師

步行不足對身體不好

看看在車站前停車場停滿了汽車，許多乘客爭相擠上電梯前往月台，就可以窺知現代人步行的距離越來越短了。

一旦步行不足，身體各器官的機能會減退，例如：對於心臟的影響很大。動脈把血液運送至身體各處，靜脈則把血液送回心臟。靜脈內部有瓣，防止血液逆流，但是瓣的功能與肌肉的強度有密切的關係。

步行不足全身肌肉減弱時，瓣無法好好地關閉，血液無法好好地送回心臟，會逆流而引起循環障礙。心臟送出的血液減少，代謝機能減退，血管脆弱。

此外，呼吸器官無法鍛鍊，肺功能會降低。而且足腰的肌肉和背肌、腹肌孱弱，姿勢不良。

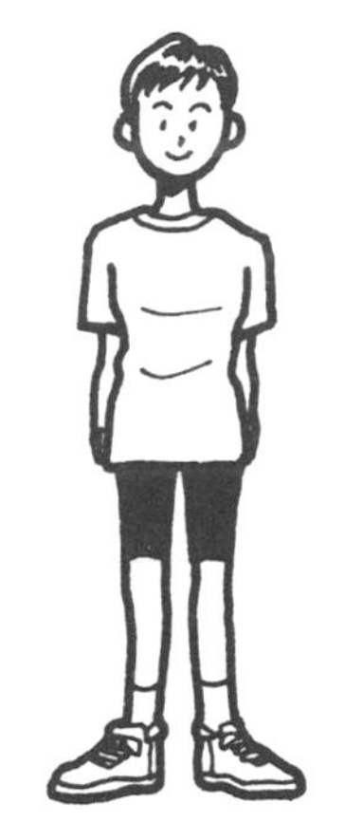

緊張肌是站立或走路等無意識，反射使用的肌肉。

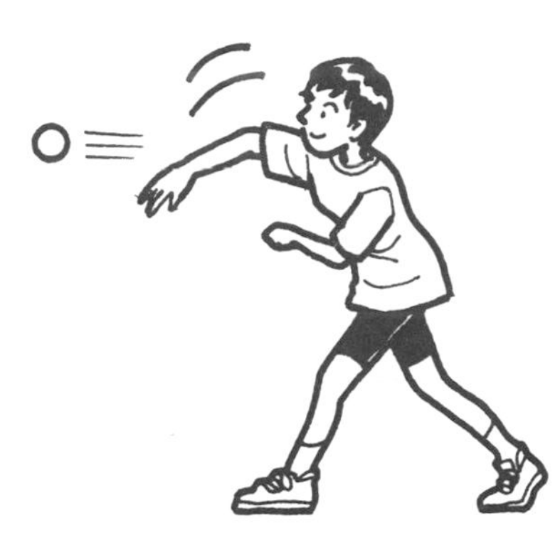

相性肌肉是跑跳等有意識地活動的肌肉

支撐運動的兩個肌肉

肌肉運動由相性肌和緊張肌兩大肌肉掌管（編按：此爲日本醫學之說法）。相性肌會因跑跳而變粗變強，接受來自腦的指令而活動。

反之，緊張肌則是在無意識中進行反射動作時所使用的肌肉。如果不進行站立、步行等日常基本動作時，緊張肌就會衰退。爲甚麼呢？因爲這肌肉不接受來自腦的刺激而活動。如果不運動，無法接受刺激而不斷地退化。

反之，使用緊張肌也可以從外部給予腦刺激，即越使用緊張肌越能夠使大腦功能活絡。

以日常生活而言，工作時或構思的時

候，如果因爲疲倦而頭腦一片空白時，站起來或走一走，腦因爲緊張而受到刺激，就會活性化，便容易浮現好的構想，使頭腦清晰。

老化從腳開始

身體分爲上半身與下半身，調查年輕時與高齡時的肌肉強度。如果二〇～二五歲的肌力爲一〇〇，六〇歲時能夠保持何種程度的力量呢？上半身的肌力——握力、背肌力、臂力，到了六〇歲時也能夠保持二〇歲時的七〇％程度的力量，而下半身的肌力、腳力，能夠保持二〇歲時的四〇％的程度而已。

換言之，身體各部分中最早衰退的是腳。防止腳的老化，就能夠防止全身的老化。但是現代交通發達，走路的機會非常少。而且以便利爲優先來考量，走路的機會消失，連腳力也快速衰退。

附著於下半身的肌肉大都是緊張肌，緊張肌不使用便會衰退，所以養成有氧步行運動的習慣非常重要。持續刺激腦就能夠防止癡呆。

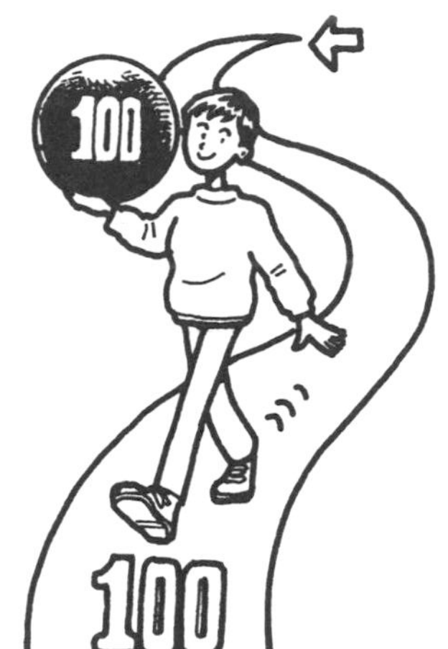

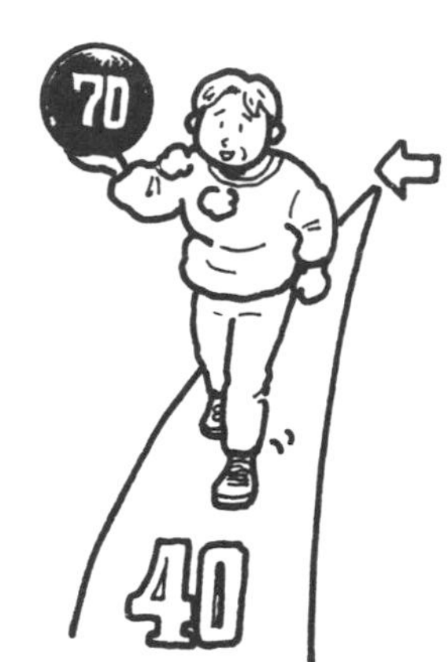

依年齡的不同，上半身與下半身肌肉衰退的情形

腳是第二個心臟

最近在疾病的治療上不只是依賴藥力，也納入步行等運動療法。能夠走路並延長步行的距離，對病人而言是一大喜悅。

腳能夠幫助心臟的功能，有「第二心臟」之稱。

也有人說，「兩隻腳是兩個醫生」。能使用兩隻腳就好像去看了兩位名醫一樣。我們一直和兩位醫生一起生活。爲了維持健康，要以最佳狀況和它們共存。

步行的五大效果

保持肌肉年輕

先前已談及步行對身體所造成的影響。在此具體地說明利用有氧步行等養成走路的習慣，對於身體會造成哪些好的效果。

因疾病而纏綿病榻時，腳會變瘦變細，無法步行。這是因爲肌肉不使用就無法再使用了。

反之，不眠不休地過度使用肌肉，最後疲憊的肌肉無法收縮。這是因爲血液難以送達肌肉而造成缺氧所引起的。

爲了避免這些狀態，使肌肉組織隨時保持最佳狀況，要持續不會累積疲勞的運動。有氧步行的目的是讓身體吸收氧，使用全身的肌肉，所以充分符合這條件。

走路能夠防止腰痛。腰痛的原因包括腸胃等內臟和骨骼有問題，以及全身的肌肉平衡不良所造成的。以直腰的姿勢工作或長時間維持相同的姿勢工作，肌肉僵硬、瘀血，使用的肌肉與不使用的肌肉之間平衡失調。

有氧步行能夠使用全身的肌肉，消除瘀血，而且要扭轉腰，大跨步走路，因此能夠強化背骨的肌肉，具有整骨的效果。如果是輕微的腰痛，也能夠減輕疼痛。

此外，足腰的肌肉或背肌較弱，無法支撐上半身，會增加腰的負擔，而引起腰痛。這時藉著有氧步行鍛鍊肌肉，就能夠防止腰痛。

預防肥胖

利用有氧步行把大量的氧吸收到體內，持續運動，能使分解脂肪的兒茶酚胺酵素分泌旺盛。

如此一來，日常生活所需要的熱量

一天走一萬步是謊言嗎？

「爲了健康一天走一萬步」，這句話有營養學的根據，也許會令很多人感到意外吧！

據說成人一天攝取的營養中多出了二〇〇～四〇〇大卡的熱量。一天走一萬步，能夠消耗大約三〇〇大卡的熱量。消耗掉攝取過多的熱量，就能夠防止肥胖，因此要走一萬步。

但是一天走一萬步需要花兩個小時。只走路便要花兩個小時，令人感到困擾。

有氧步行不拘泥於步數，以效果爲第一考量。

代謝（基礎代謝）量會提高，能夠有效地消耗熱量，達到減肥效果。同時也能夠改變容易發胖的體質，即能夠改造身體的構造，以科學的方式減肥。

幫助全身的血液循環

心臟是掌管全身血液循環的重要器官。步行不足時，靜脈瓣的機能減退，引起循環障礙。手臂和腳的部分積存血液，形成瘤，稱爲靜脈瘤。靜脈瘤會對心臟形成極大的負擔。

活動腳，不斷地鍛鍊肌肉，就不會降低瓣的功能。循環機能順暢，不會對心臟造成負擔。換言之，走路能夠幫助心臟的功能。

幫助腦的活性化

走路這種運動是使緊張肌等肌肉收縮、放鬆的長期運動，因此能夠給予大腦穩定的刺激。此外，新鮮的氧也能送達腦，就能夠提高思考力與創造力。

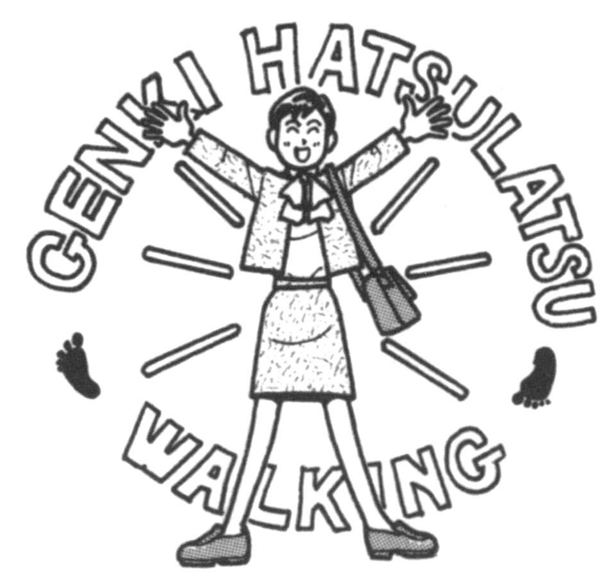

步行具有五大效果

緩和壓力

精神、肉體的壓力在交感神經和副交感神經失調時，會出現症狀。腳底有刺激兩者的穴道，因此利用走路的方式刺激腳底，保持兩者的平衡，有助於消除壓力。

此外，根據研究證明，持續走路會使腦內產生β內啡肽快感物質，而覺得心情愉快。

持續運動的祕訣～不要三天打魚，兩天晒網

首先必須要擁有「爲甚麼而運動」的自覺。如果理由不明，無所謂而開始運動，則經由運動而得到的喜悅會減半。而且會產生一種好像勉強使用身體的意識，而無法產生「今天還要運動」的慾望。

其次是配合自己的體力和身體的特徵，設計運動項目也很重要。考慮個人的體力、性別、以往的運動經驗、居住場所、年齡等等，進行適合的運動，否則身體無法負荷。

此外，不要拼命做超越界限的激烈運動，否則對於養成運動習慣而言會造成反效果。從較弱的運動開始，慢慢地增加量和質。尤其中年以後的人，如果特意增加運動的量和質，會顯得勉強。最好是以緩慢的步調進行，結果就能產生最大的效果。

反覆做相同的運動，習慣以後就會感到厭倦。這時可以組合各種運動，變換運動項目。如果是有氧步行，可以把散步和快步走組合起來。隔一天更換不同的走路方式，或換條路走一走也不錯。

如果中斷運動，會使以往的效果煙消雲散，這一點一定要牢記在心。

第2章

步行減肥的必勝技巧

2...手臂的擺動方式

好像兩個鐘擺平行擺盪似地，輕快地從肩膀開始擺動。這時要注意肩膀不要過度用力。

手臂的擺動好像拳頭快要碰到下巴似地，要朝向身體內側擺動。

3...步幅

比起平常若無其事地走路的步幅而言，要大跨步地前進，拉大步幅的祕訣在於腳踝。腳向前伸出時，好像用腳踝在踢球似地。腳踝後仰，好像比平常寬1個足幅似地，膝伸直著地。

4...速度

比平常快一些。1分鐘前進90公尺為大致的目標。兩根電線桿之間的距離為30公尺，因此以1分鐘通過三根電線桿為步行的目標。

有氧步行最重要的是不可停止步行來走路。剛開始走路時最初的5分鐘，要以比較緩慢的速度前進，慢慢地提升速度。開始步行走了10分鐘以後，以目標的速度走路。

5...呼吸法

用口與鼻呼吸，大力吐氣。吐氣較大時，自然吸氣也較大，就能夠把許多的氧吸收到體內。四步進行一次呼吸或五步進行一次呼吸，就能取得最有效的呼吸節奏。不要太拘泥於節奏，要保持適合自己的節奏。

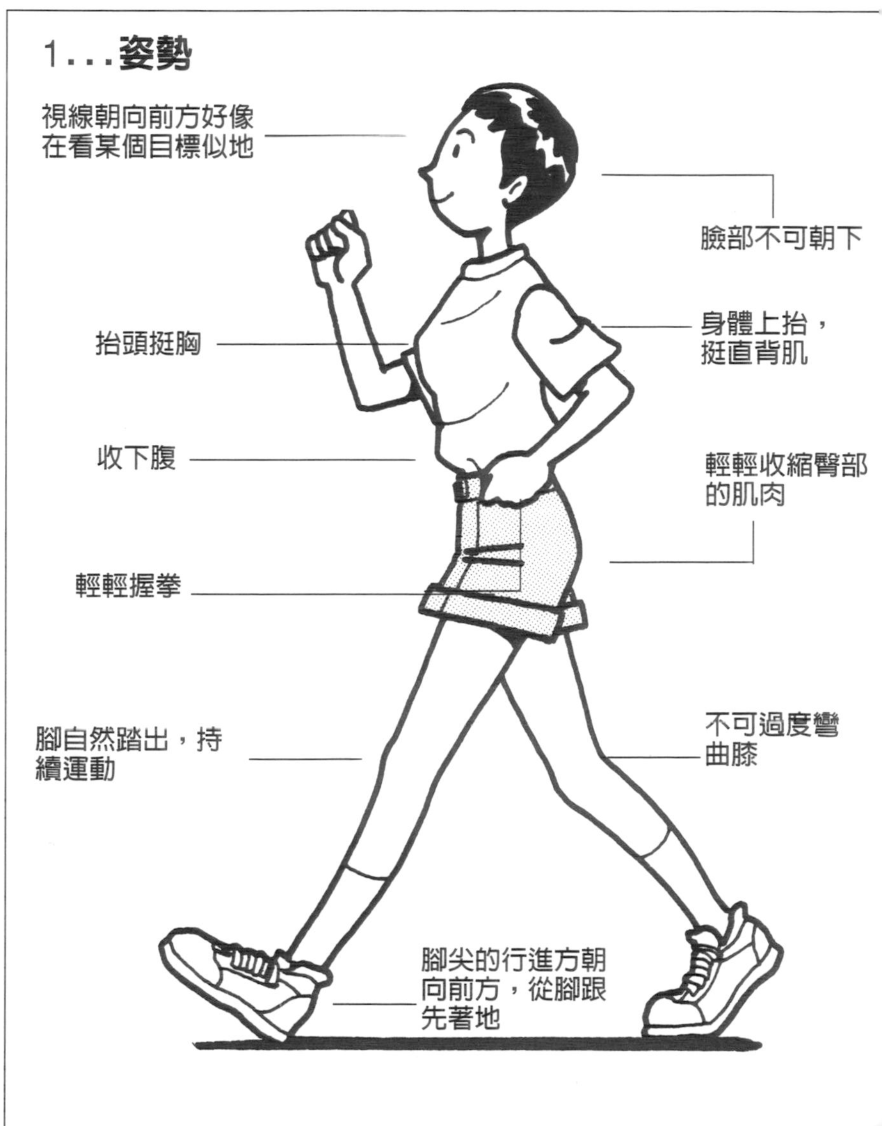
1...姿勢
視線朝向前方好像
在看某個目標似地
臉部不可朝下
抬頭挺胸
身體上抬，
挺直背肌
收下腹
輕輕收縮臀部
的肌肉
輕輕握拳
腳自然踏出，持
續運動
不可過度彎
曲膝
腳尖的行進方朝
向前方，從腳跟
先著地

儘量擺動手臂大步走

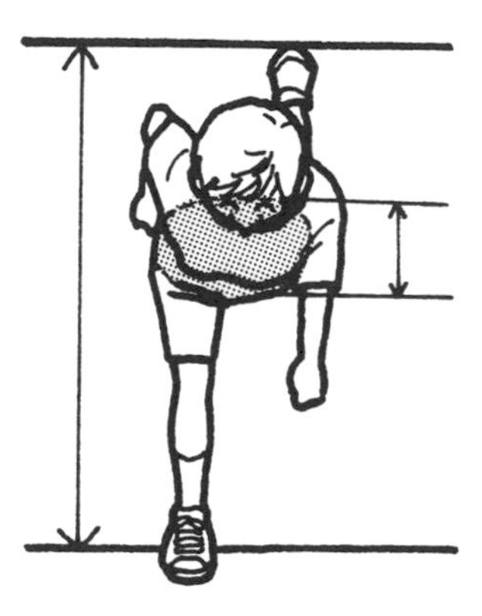
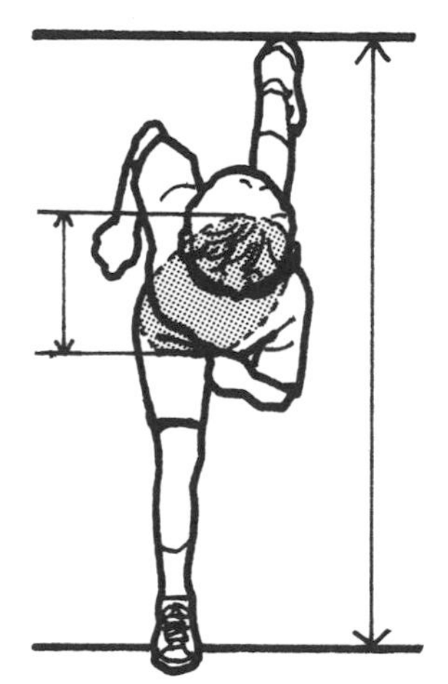

擺動手臂能增大腰的扭轉，拉大步幅

手臂的擺動較大時腰也能夠大力旋轉

爲了大跨步快步走，重點是要儘量擺動手臂。大力擺動手臂，就能夠大力旋轉腰。

走路的速度可以分爲慢慢放鬆體內力量的散步，以及以自然的速度行走的普通步，還有快步急走的快步三大階段。其中以自然步和普通步腰無法朝前後扭轉。

但是急急忙忙走路的人通常腰會自然扭轉。看電視上的競走選手不都是大力扭腰走路嗎？競走的選手就是希望以快步走的方式走得更快。

有氧步行中，巧妙地使用腰的扭轉力來走路，也是順暢步行的重點。腰的扭轉越大，則踏出地面（踢）力會增強，能延長著地爲止的時間。當然，步幅就會變大，對於地面踢的角度變淺，身體會更朝前傾，加快走路的速度。

手臂的擺動能夠支撐腰的扭轉。根據我們的實驗發現，手臂自然擺動走路時，與下意識用力擺動手臂走路時，後者的步幅會寬三・五公分，即好好地擺動手臂，扭肩，就能扭轉腰。腰扭轉之後，就能夠增大步幅。

擺動手臂能夠彌補平衡不良的缺點

用力擺動手臂，有助於調整走路時腰的平衡不良的姿勢。

通常單腳往前伸出時，相同的力量會往後拉。這時如果不好好地擺動與踏出腳相反側的手臂，則會輸給往後拉的力量，而失去平衡。反過來說，邁開大步往前走時，如果能好好地擺動手臂，就能夠保持整體的平衡，也能夠提升速度。

擺動手臂是有氧步行的重點之一。

有氧步行的祕訣在於有節奏

有節奏地走路

先前具體說明了有氧步行的正確走路方式、姿勢和身體的活動方式等。可是這只不過是在單純敘述有氧步行的效率方法而已。如果只是記得這些敘述，反而會使大家的動作變得更加不自然了。

因此我認爲走路不應從形進入，而要從節奏進入比較好。只要大家能夠掌握簡單的祕訣，覺得很快樂，就能夠長久持續下去。

小學運動會所舉行的跑步或步行的練習，都會配合音樂來進行。配合曲子製造步行的節奏，全身都能配合節奏。

不只是在運動會等特別的時候才可以這麼做。如果走較長的距離時，任何人在腦海中都會自然地浮現一些歌曲吧！這時人們就會配合歌曲的節奏走路。出現節奏時，則走路也能配合節奏穩定地前進。

一邊唱歌一邊步行

走路時，如果使用節拍器等先聽個人的節奏一分鐘，再配合節奏走一〇分鐘以上，就能成爲更有效的有氧步行了。

例如：爲糖尿病患者開出的處方是「用餐四〇分鐘以後，以這節奏走一〇分鐘」。這時選出的節奏是運動強度相當於氧最大攝取量的六〇%，符合有氧步行的基本呼吸法。

我建議開始進行有氧步行的人要選擇適合自己的歌曲，一邊唱歌一邊走路。決定慢慢走時的曲子與快步走時的曲子等，配合曲子的節奏來走路，就能擁有自然的有氧步行的型態，也可以戴上耳機一邊聽音樂一邊走路。

先從暖身運動開始

做好身心的準備運動

如果發動引擎以後立刻開車，可能車子在中途會熄火，而使引擎受損。這是因爲沒有充分作好引擎的啓動準備，而勉強發動車子所造成的。

人體的情形也是如此，尤其是中高年齡者、心臟病、動脈硬化、高血壓等疾病的患者，突然開始運動很危險。

運動激烈時，需要足夠的血液，而心臟很難應付這種突然的動作，而延遲了把血液送達全身的作業。如此一來，導致全身缺氧，血壓急速上升，可能會引起障礙或事故。

暖身運動是指進入眞正的運動以前，稍微活動身體的意思。能促進血液循環，使體溫慢慢地上升，溫熱呼吸器官、循環器官系統、神經系統、肌肉、關節等各部位，形成隨時都可以毫不勉強發動的狀態。同時也作好心理準備，知道「接著要開始運動了」。

利用伸展運動放鬆肌肉

暖身運動中有隨時隨地都可以進行的伸展運動。伸展運動就好像貓睡醒時，做伸直背部的動作一樣。

有氧步行剛開始步行，慢慢地走是準備運動之一。但是在走路之前進行伸展運動，能夠使身體的活動和各器官的功能更順暢。夏天可以短時間進行，冬天則需要多花點時間，以能夠流汗為目標。

「做伸展運動時，不要停止呼吸」這一點非常重要。一旦停止呼吸，血壓上升，對心臟會造成負擔，所以要慢慢地放鬆來做。

伸展運動的重點

覺得疼痛之前停止
彎曲之後，保持10～30秒

每天持續進行

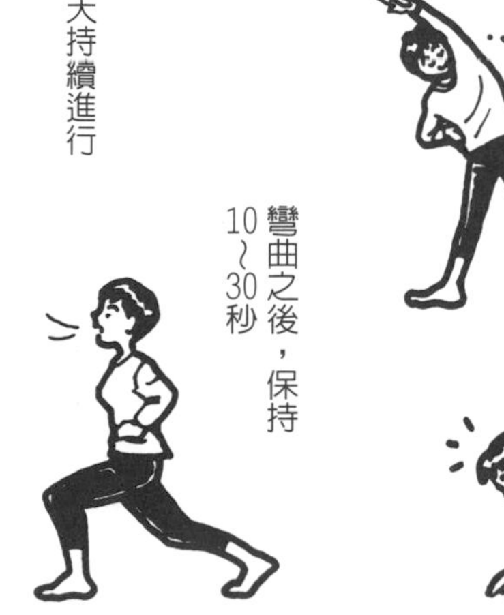

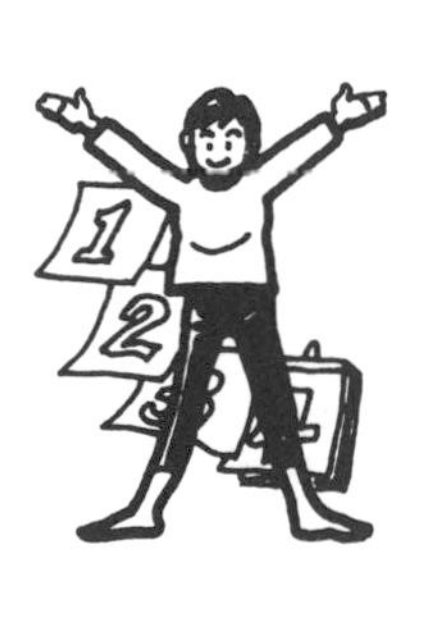

脖子

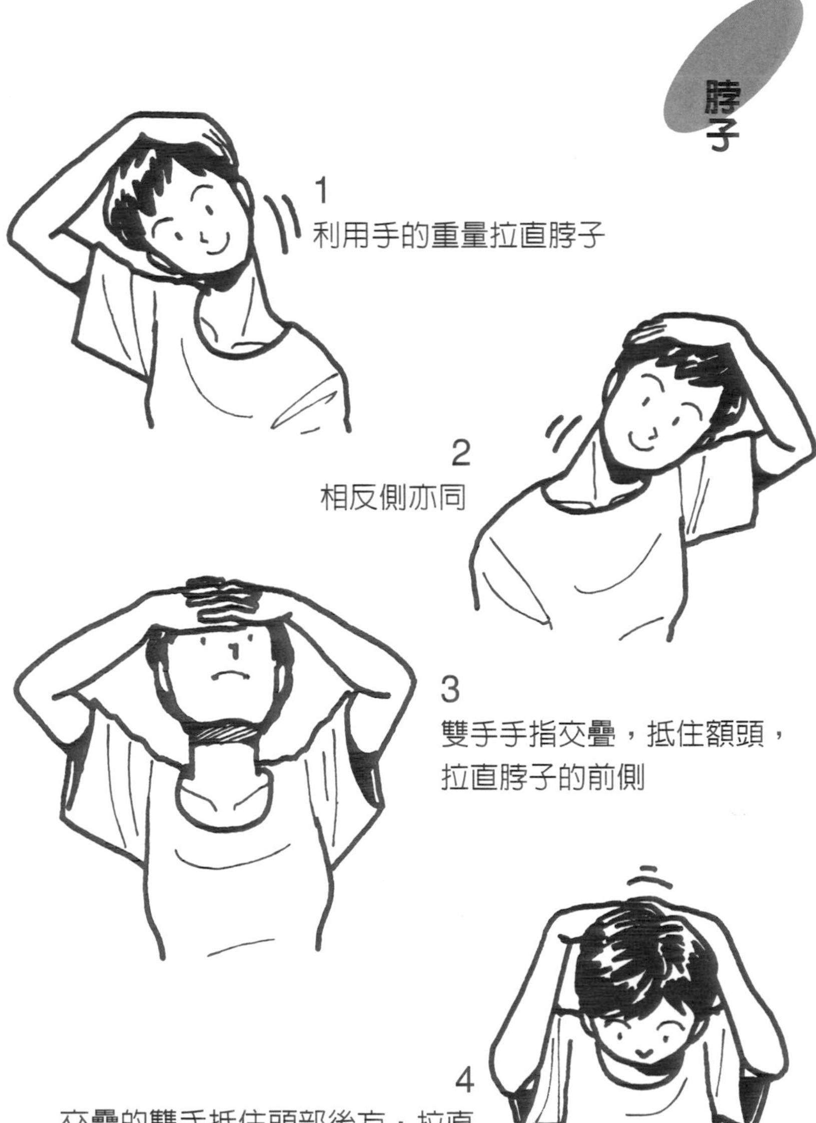

1
利用手的重量拉直脖子

2
相反側亦同

3
雙手手指交疊，抵住額頭，
拉直脖子的前側

4
交疊的雙手抵住頭部後方，拉直
從脖子後側到背部上方的部分

肩

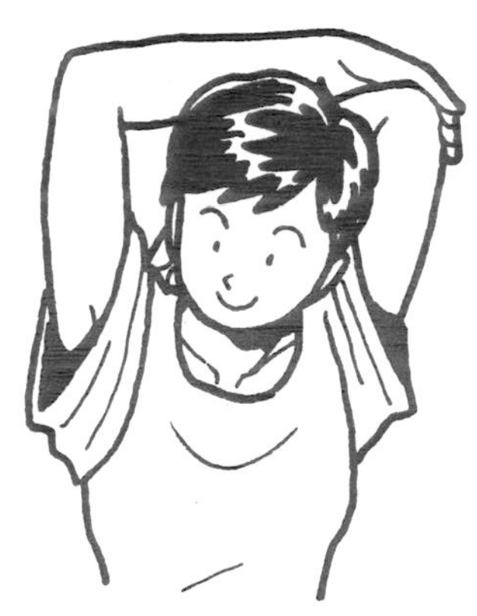

1
右手抓住左手手肘，左手打開，往下延伸

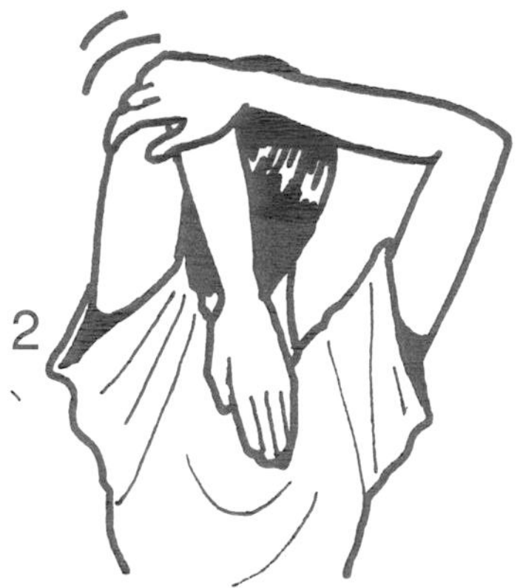

2
拉到右下方，伸直上臂、肩、體側

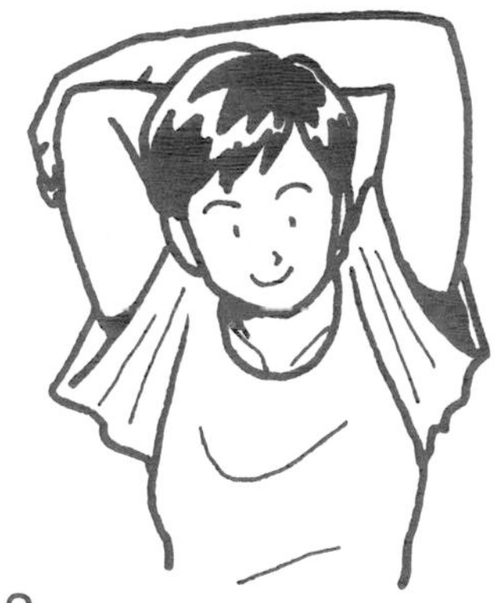

3
相反側亦同

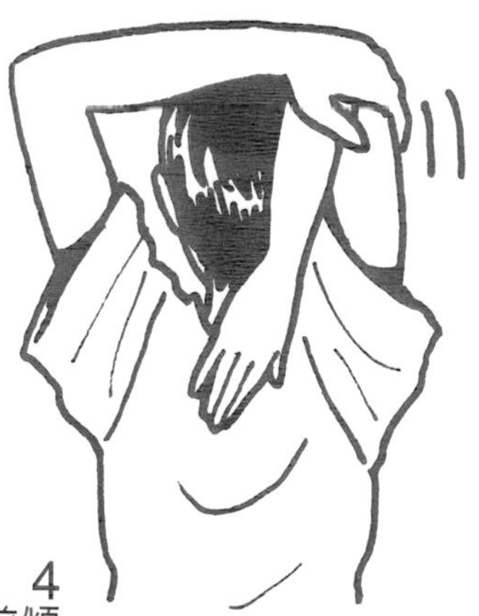

4
拉的時候，要注意不要前傾

上身、股關節和大腿前面

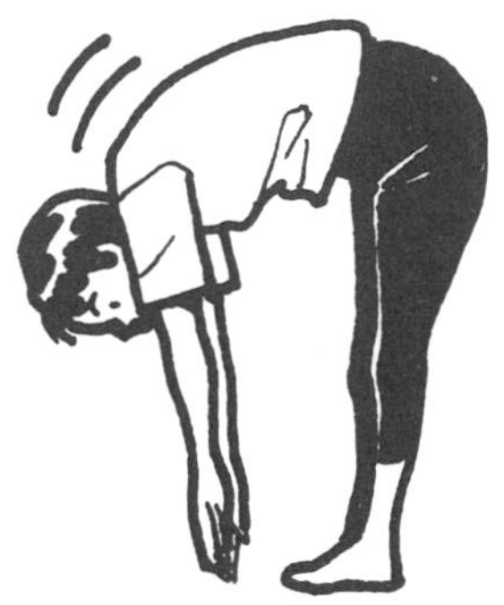

1
雙腳併攏，膝伸直，上身朝前彎曲，放鬆力量

2
接著，雙腳稍微張開，輕輕曲膝，向後仰，放鬆上身的力量。從背後側與胸部到腹部都伸直

3
雙腳前後張開，雙手交疊，抵住頭後方。伸値背肌，彎曲前腳的膝；後腳的大腿前面伸直

4
站立曲膝，用後側抓住腳尖拉向身頭，伸直大腿前面

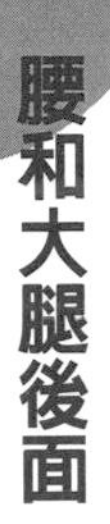

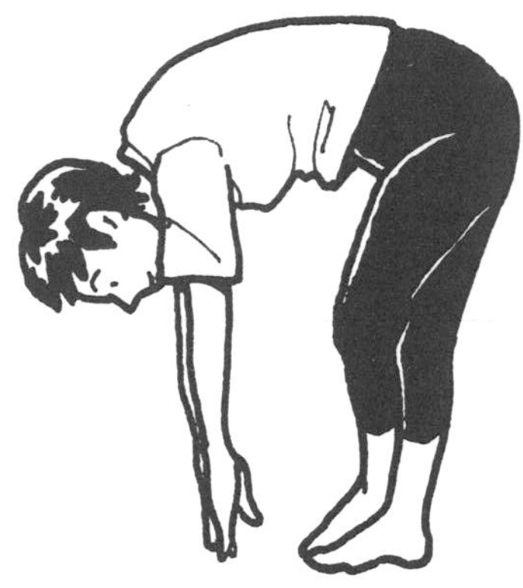

1

腳交叉站立，上身往前彎曲，指尖碰到地面

2

往前彎曲，兩邊的腳底緊貼於地面

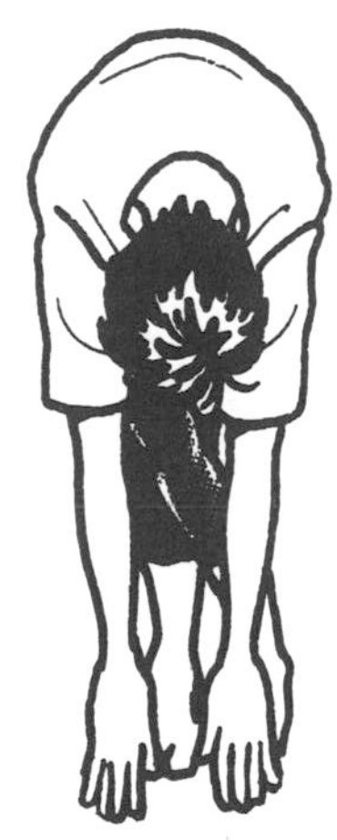

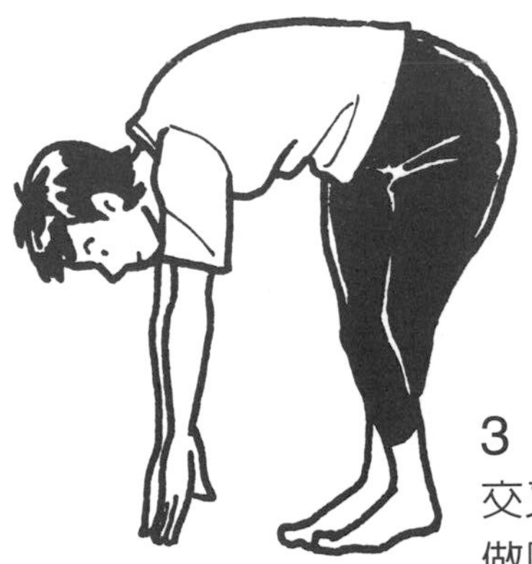

3

交叉的雙腳反交叉，做同樣的動作伸展大腿後面

手臂、背與肩

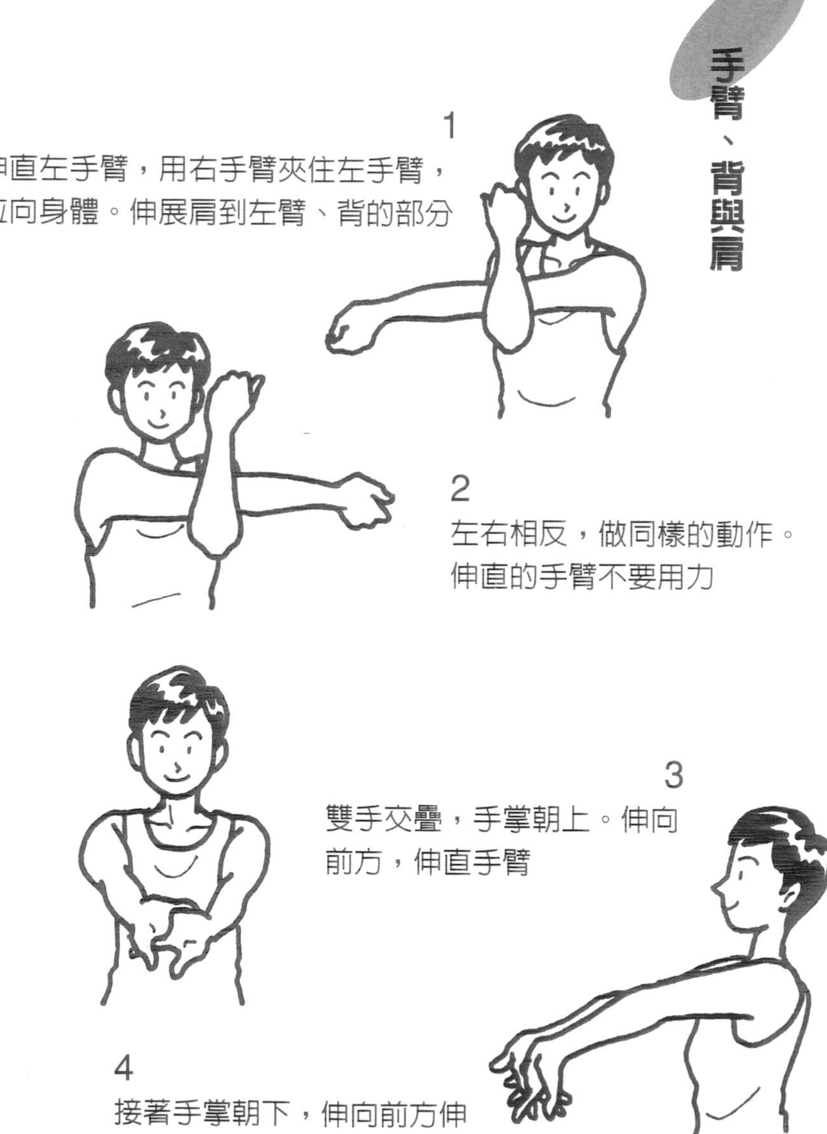

1
伸直左手臂，用右手臂夾住左手臂，拉向身體。伸展肩到左臂、背的部分

2
左右相反，做同樣的動作。伸直的手臂不要用力

3
雙手交疊，手掌朝上。伸向前方，伸直手臂

4
接著手掌朝下，伸向前方伸直手臂。疼痛之前就停止

肩與背

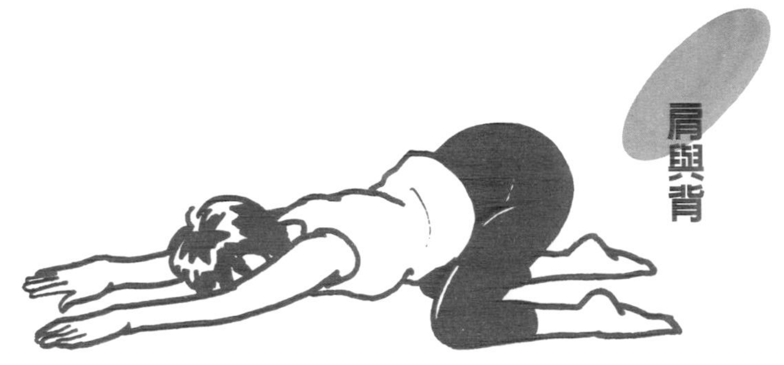

1

雙腳稍微張開，雙膝跪地。雙手貼於地面，一邊抬高臀部，同時伸值雙臂，上身靠近地面。伸直從肩膀到背肌的部分

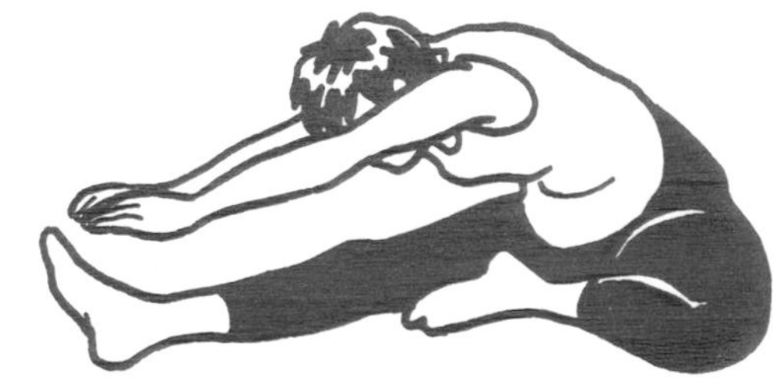

2

伸直右腳，左腳曲膝。用左手碰右腳尖，上身往前倒，伸展腰和大腿後面

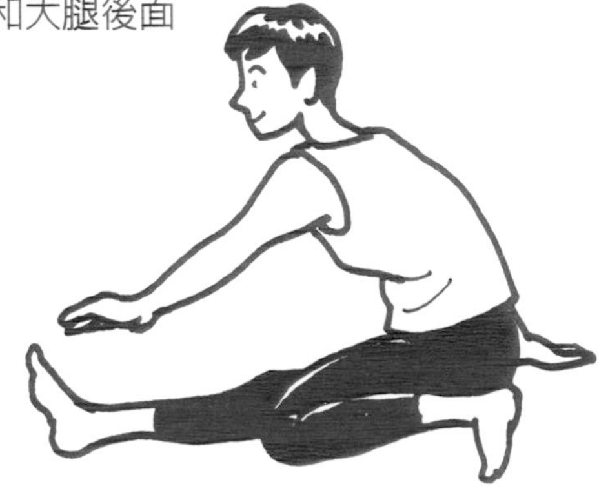

3

用左腳支撐右腳，上身往前彎曲。雙手有如碰到右腳腳尖似地，伸直腰和大腿後面。接著左右交換，進行相同的動作

腰、臀部和脖子後方

伸直的左腳與彎曲的右腳交叉，右手置於後方。左手從右腳外側推，同時扭轉上身

1

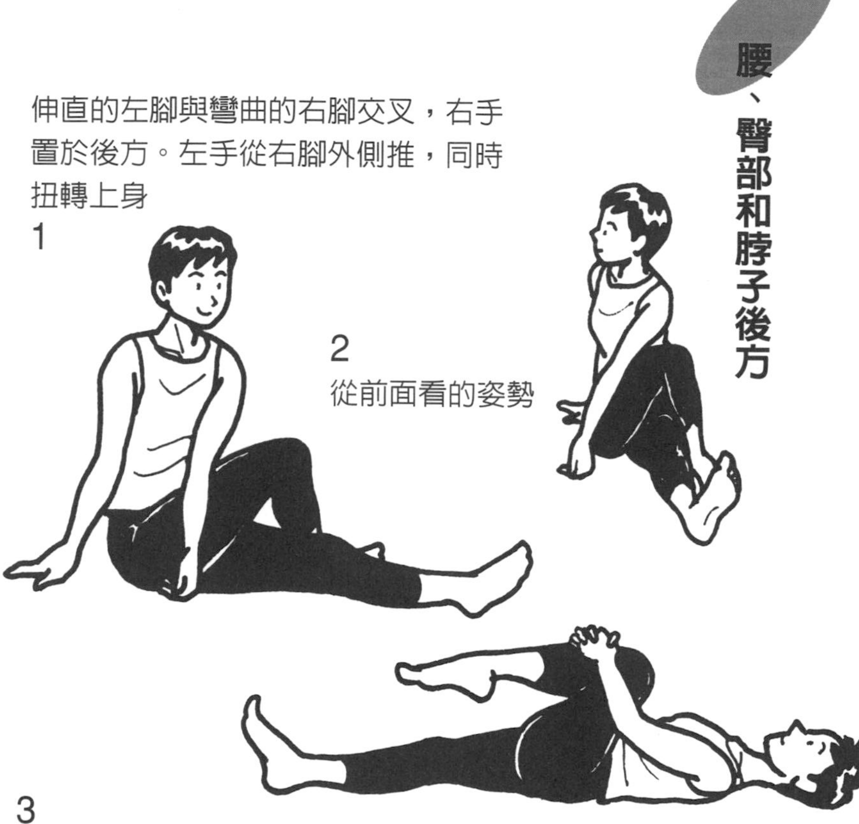

2

從前面看的姿勢

3

仰躺，彎曲左膝。雙手抱膝，把膝拉向身體。彎曲的腳不要用力。伸直右腳，不要勉強，輕輕曲膝。相反側的腳也要做相同的動作

4

雙膝併攏彎曲，用雙手抱住。好像臉貼膝一般，伸展脖子後方

腰、臀部和體側

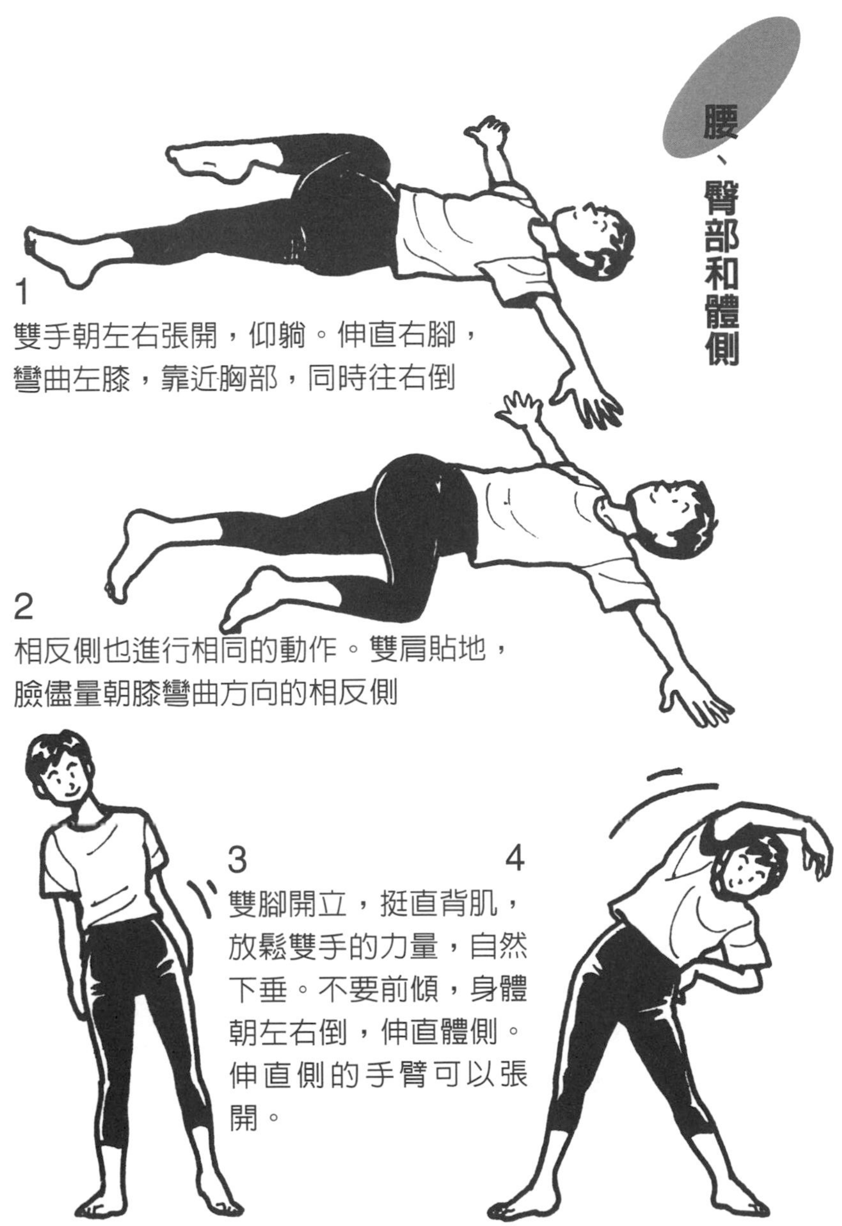

1
雙手朝左右張開，仰躺。伸直右腳，彎曲左膝，靠近胸部，同時往右倒

2
相反側也進行相同的動作。雙肩貼地，臉儘量朝膝彎曲方向的相反側

3　4
雙腳開立，挺直背肌，放鬆雙手的力量，自然下垂。不要前傾，身體朝左右倒，伸直體側。伸直側的手臂可以張開。

坐在椅子上進行

有些人站著做伸展運動會覺得身體搖晃或膝痛，或是趁著做家事或工作之間的空檔，想要利用一點時間做伸展運動的人，可以坐在椅子上進行。雖然並不具有步行前暖身運動的目標，但是只做伸展運動就會覺得很舒服。

選擇穩定而有靠背的椅子，坐到椅子後方。如果坐得太前運動，可能椅子會倒下，而遭遇意想不到的事故，非常危險。

伸直身體或不停止呼吸等重點，和站著做伸展運動時是相同的。

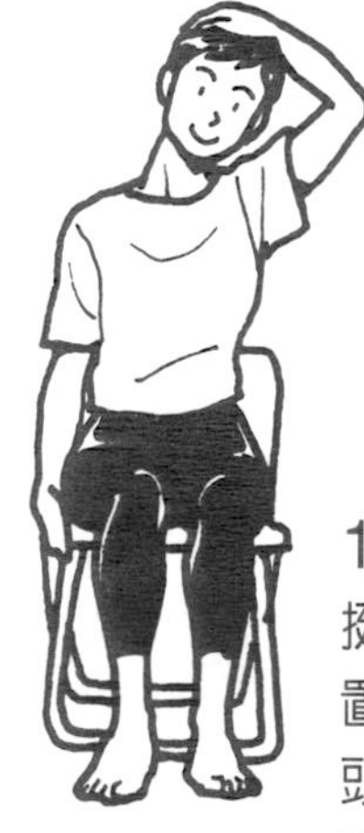

1
挺直背肌，左右置於頭的右側，頭倒向左側，伸直右邊的脖頸

2
雙手交疊，抵住額頭，頭朝後傾，伸直頸部前方

雙腳輕輕張開，靠在椅背上，放鬆上身的力量，脖子稍微向後仰，伸展胸～腹部。血壓高的人，不要勉力而為

4

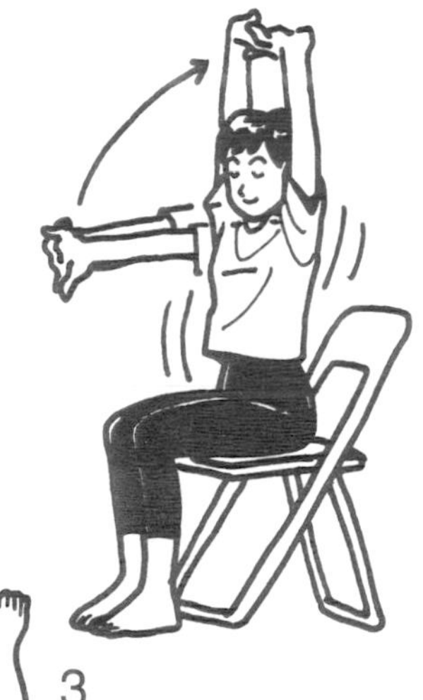

3

手指交疊，手掌朝上推，伸直背部。伸展上身

5

右手上抬與肩同高，用左手將右手拉到前方。右手不要放下，放鬆手的力量。勿扭轉上身，反側也進行相同的動作

7

雙腳併攏坐下，身體向前彎曲，雙手貼地，伸展腰與背部

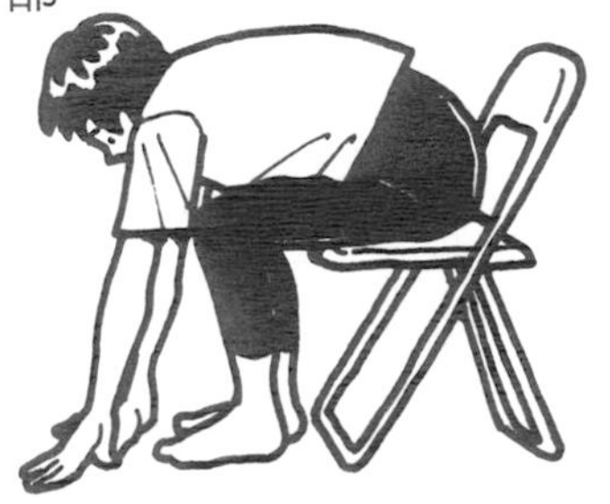

6

左手扶著椅背，左腳在上，雙腳交疊，右手壓住右膝、腕朝左邊，伸直腰部。反側也進行相同的動作

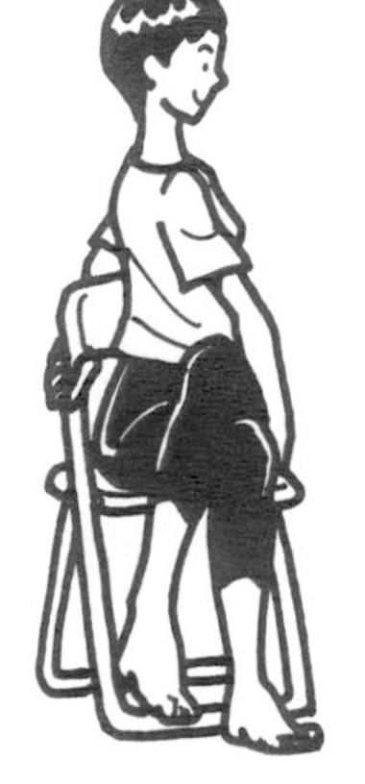

可在室內進行的姿勢

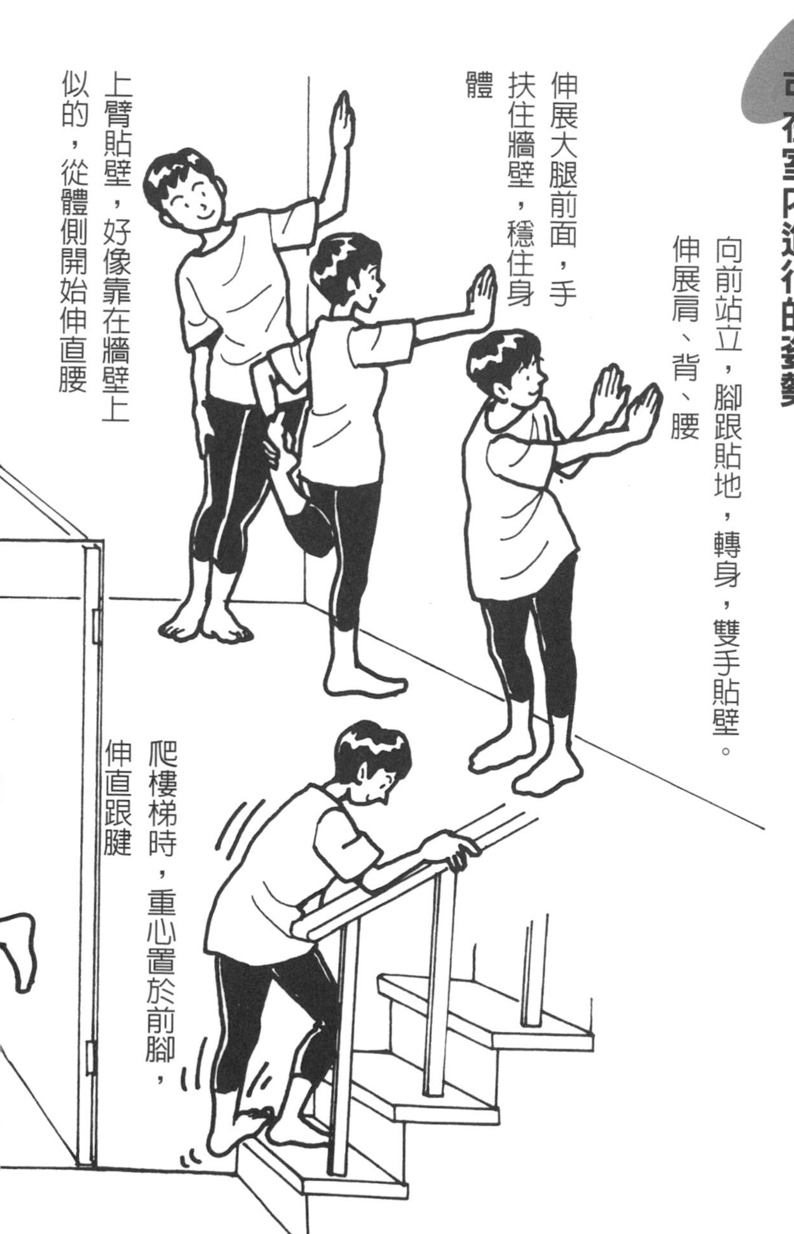
向前站立，腳跟貼地，轉身，雙手貼壁。
伸展肩、背、腰
伸展大腿前面，手扶住牆壁，穩住身體
上臂貼壁，好像靠在牆壁上似的，從體側開始伸直腰
爬樓梯時，重心置於前腳，伸直跟腱

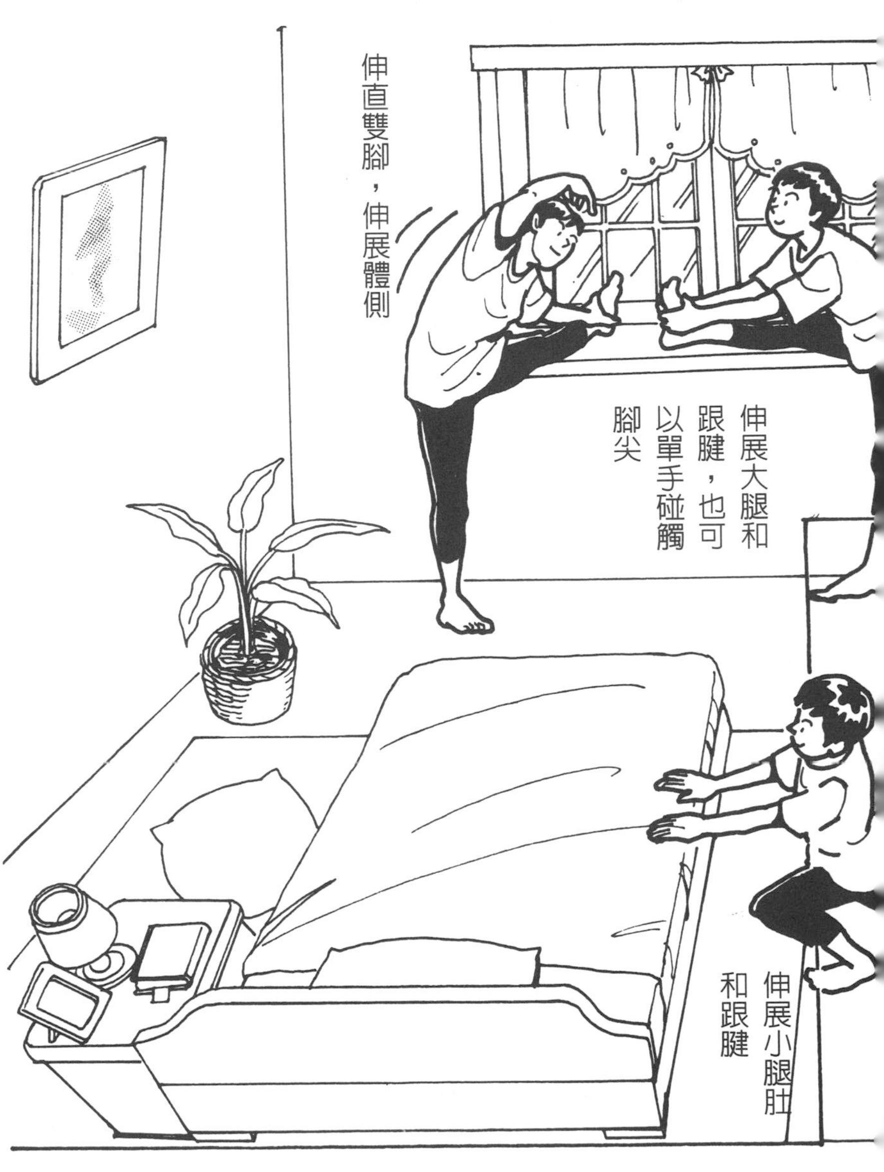
伸直雙腳，伸展體側
伸展大腿和跟腱，也可以單手碰觸腳尖
伸展小腿肚和跟腱

完成以後做緩和運動

慢慢壓抑肌肉的興奮

有氧步行結束之後，如果立刻停止動作會覺得不舒服，出現頭昏眼花的現象，所以步行之後要做緩和運動。

緩和運動能夠有效地使得因爲運動而興奮的肌肉或體內各機能慢慢地恢復運動前的穩定狀態。運動中肌肉會輔助血液循環而突然停止運動，原本負責血液循環的心臟負擔會增大，因此無法處理掉的血液會停滯在末端。爲了避免發生這種情形，要藉著緩和的肌肉運動幫助心臟的功能，使血液循環逐漸恢復正常，所以需要做緩和運動。同時也能有效地去除積存在肌肉的乳酸等疲勞物質，迅速消除疲勞。

做輕鬆的運動，慢慢地走路

緩和運動比暖身運動的節奏更慢的伸展運動較有效。由前述所介紹的暖身運動中，選擇較輕鬆的來做。或是放慢有氧步行的速度，慢慢地走，放鬆全身的力量搖晃也有

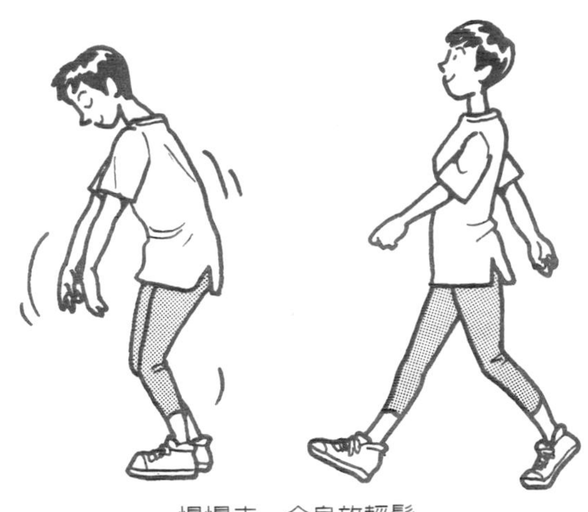

慢慢走，全身放輕鬆

效。

等到脈搏跳動次數逐漸恢復正常時，就可以結束運動，最後做深呼吸。

如果有時間，伸展運動結束以後，用三五～三八度的熱水淋浴，促進全身血液循環，流汗，而且神清氣爽。

此外，也要注意飲食和睡眠的方式，這些都是長期的緩和運動。

爲了避免運動造成的傷害，一定要進行暖身運動和緩和運動。

開始步行吧！

早餐前在附近繞一圈

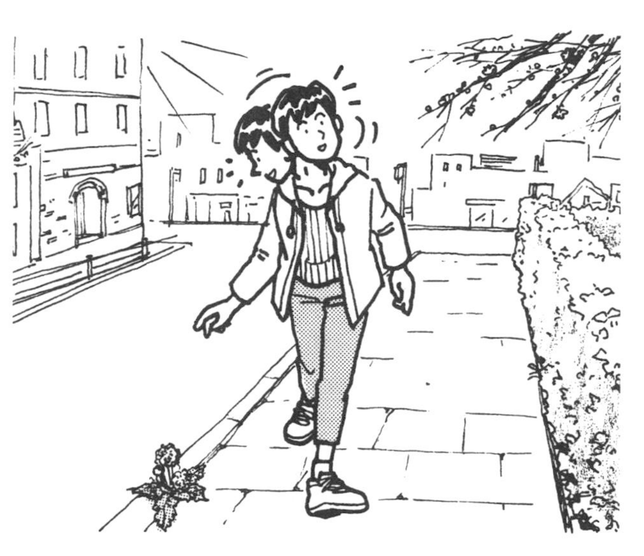

讓身體清醒

早上時，大家都想要多睡一會兒。但是如果能夠早起走走路，會發現身體容易清醒，頭腦功能良好。

早上時，選擇行人較少的時間走走路，不僅能使心情愉快，而且有助於消除壓力。早晨空氣清新，風景與平時截然不同，有助於轉換想法，也能夠提升下午的工作效率。

早上的有氧步行在早餐以前進行較好。因低血壓而不容易起床的人藉著步行能夠鍛鍊血管，漸漸地就能自然起身了。

運動後，腸胃等器官會清醒，身體已經準備好要進食了。這時肚子也餓了，早餐吃起來非常美味。

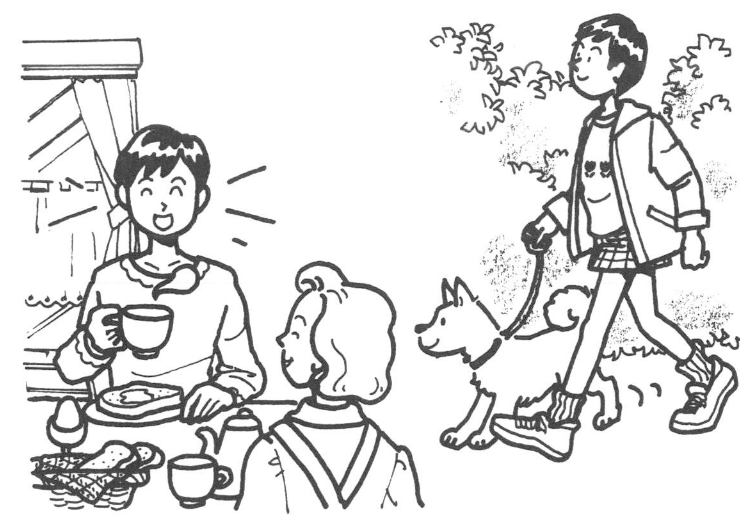

不要突然開始運動

早晨時是肌肉在一天中最僵硬的時刻。身體還沒有完全清醒，如果突然開始走路是不好的。開始之前一定要充分做準備運動。

起床以後先刷牙、洗臉、換衣服，慢慢地增加運動量，放鬆身體。開始步行以前，做伸展運動，從緩慢的速度開始。

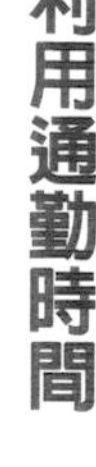

利用通勤時間

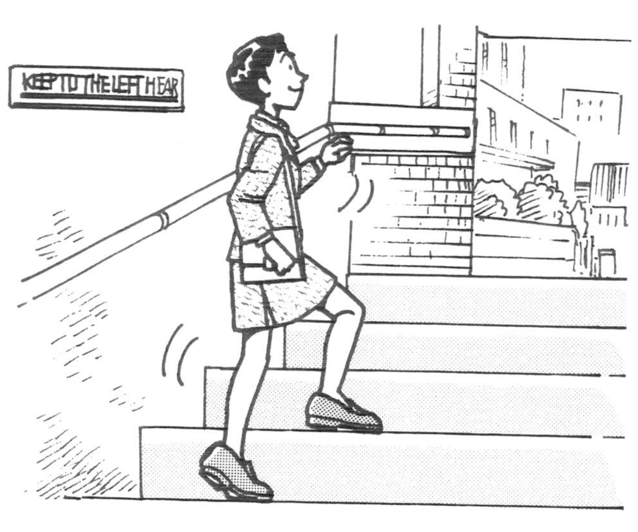

有效消除壓力

請各位想一想自己的通勤時間，搭乘交通工具的時間是不是太長了，而且因爲塞車而感到焦躁。坐在擁擠的車上覺得非常痛苦……

從一大早開始積存壓力。爲了消除壓力，在這時間應該進行有氧步行。

離開家以後的步行距離有多少呢？相信有很多人會立刻坐上車子，所以步行距離非常短。但是離開家到車站的距離，可以當成有氧步行的距離。通勤時間是珍貴的有氧步行時間。

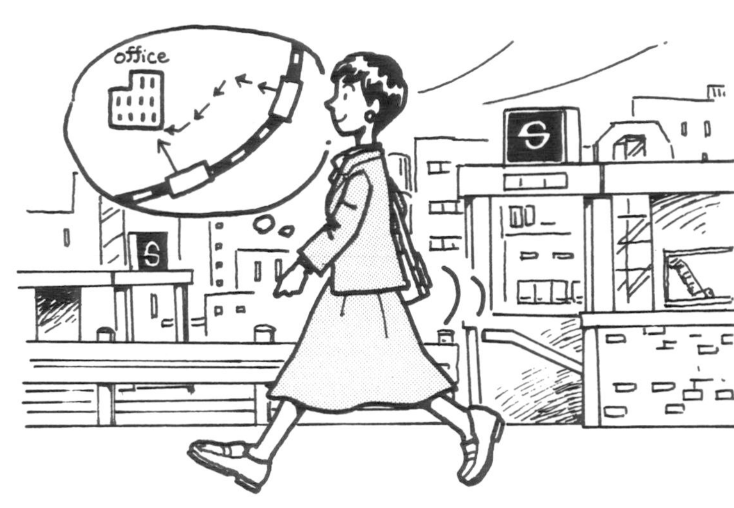

找能夠走十分鐘以上的路線

爲了在通勤時進行有氧步行，要先擁有「想要走路」的心態很重要。有了這種心情，就能夠輕易找出可以走上十分鐘的路程，讓最低必要限度的氧能夠有效地吸收到體內。

例如：平常乘車時可以提早一站下車。如果在前一站下車距離太短，可以提前兩站下車，走一走路。

使用的鞋子也必須要注意，準備步行用的鞋子。到了車站以後再換鞋子。手上盡可能不要拿東西，很有精神地揮動手臂走路吧！

星期日和家人一起出去

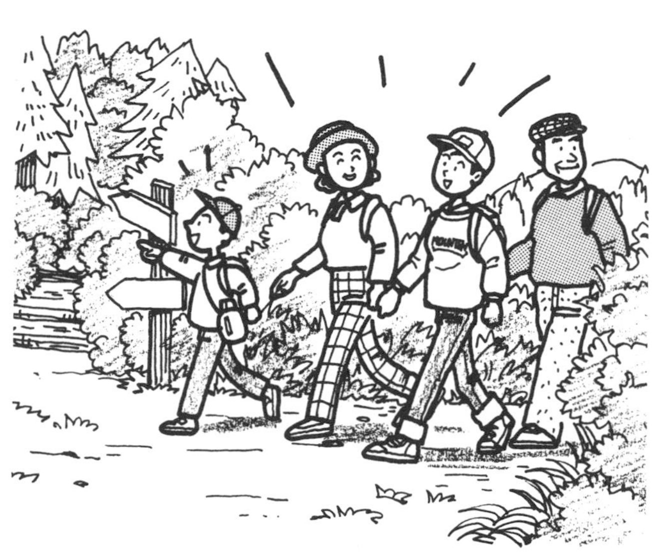

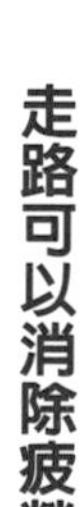

走路可以消除疲勞

消除疲勞最有效的方法爲何？好好地睡一覺，終日待在家中，甚麼也不做嗎？不，答案是要活動。爲了使疲憊的肌肉復原，最有效的方法是使用不疲勞的肌肉。

如果有假期和家人一起外出，在遊玩中進行消除疲勞的走路，一邊享受森林浴一邊步行。假期間外出不要獨自開車，可以搭巴士或火車。提早數站下車，然後一起走到目的地。平常沒有機會聊天的家人可以趁這機會多聊聊天，也是很好的有氧步行的方法。

目的地最好是選擇森林公園或山等綠意盎然的地方。有氧步行的目的是爲了吸收大量的氧，因此在空氣新鮮的森林中走路最爲理想。上坡時縮小步伐慢慢地走，下坡時則

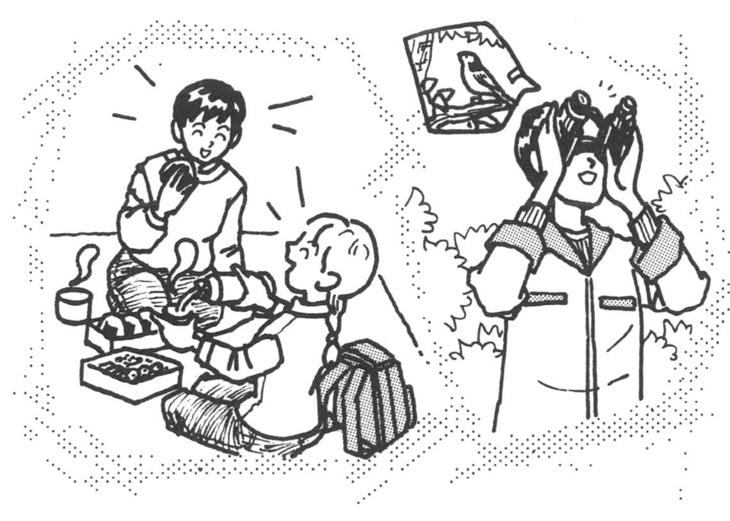

快速地走。在人迹罕見的森林深處，也許可以看到一些罕見的鳥。爲了看清鳥，也許必須彎腰，或是躡手躡腳地走路。但是這是可以刺激平常不使用的肌肉的好機會，一定要多多地挑戰。

和好朋友在一起也很快樂

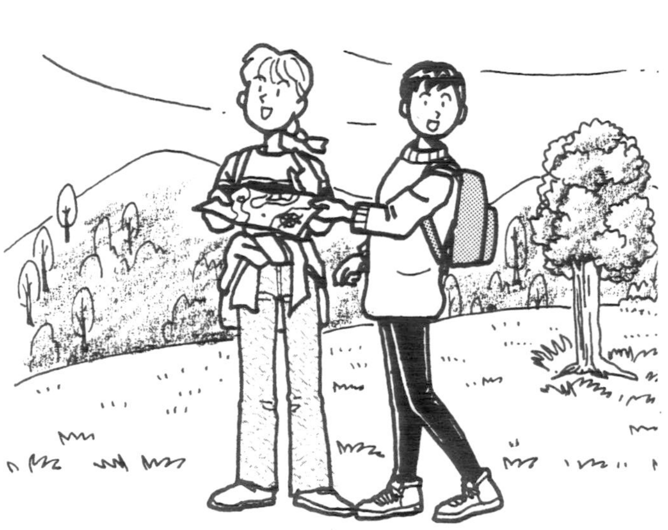

尋寶遊戲也是很好的運動

如果獨自進行有氧步行，很多人會難以持續下去。這時如果有好朋友和你一起走就更好了。

尋寶遊戲就是一邊看地圖一邊找出必要數目的目標物，通過一些重點之後，盡早到達終點的遊戲。在森林或較大的自然公園中，漫步於廣大的場所能夠拉長距離。

和好朋友或實行有氧步行的朋友一起玩這遊戲會比較好。實際進行以後，因爲必須一邊找目標一邊走路，注意到一些分歧點，恐怕很難順利地持續步行。

但是和朋友在一起，可以按照自己的步調步行，而且能夠聊天走路，是很快樂的事情。可以在速度方面多下點工夫來走路。

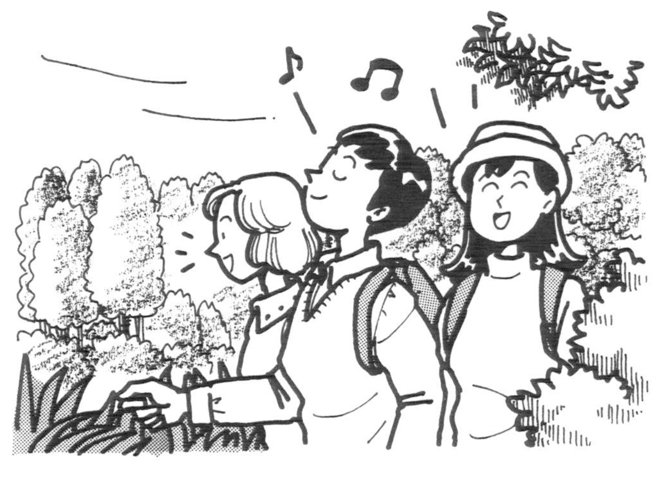

選擇有高低起伏的場所遠足

你可以去郊外遠足。不是像爬山那麼困難的路線，只要有一些高低起伏的道路最適合進行有氧步行，而且不會超出必要以上的運動量。

在大自然中能夠消除壓力，神清氣爽。決定時間和目標來步行，中途停下來呼吸新鮮空氣，就能夠達到有氧步行的效果。

一邊打高爾夫球一邊走路

各種不同的運動與步行的特性

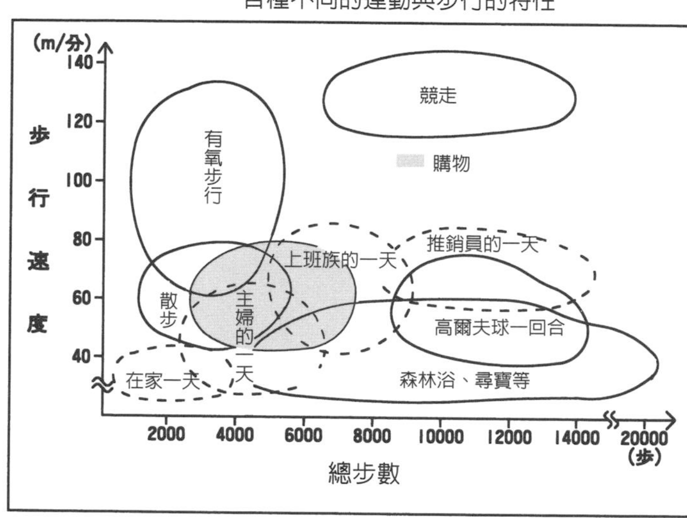

適合有氧步行的運動

說到打高爾夫球，大家都會想到揮桿的情形。但是用球桿把球打出去以後，自己必須移動到球所在的位置。距離較長的球也許達到四〇〇碼（約三六五公尺）以上。如果是外行人打球，球無法筆直飛出，而必須往左往右地追趕球。

打高爾夫球時，一直走路是很好的。但是一回合有十八洞，而且不是平坦的路線，因此約等於一天走路的距離，最適合用來練習步行。

配合身體狀況選擇路線

如果把打高爾夫球納入有氧步行中，必須要了解一些注意事項。

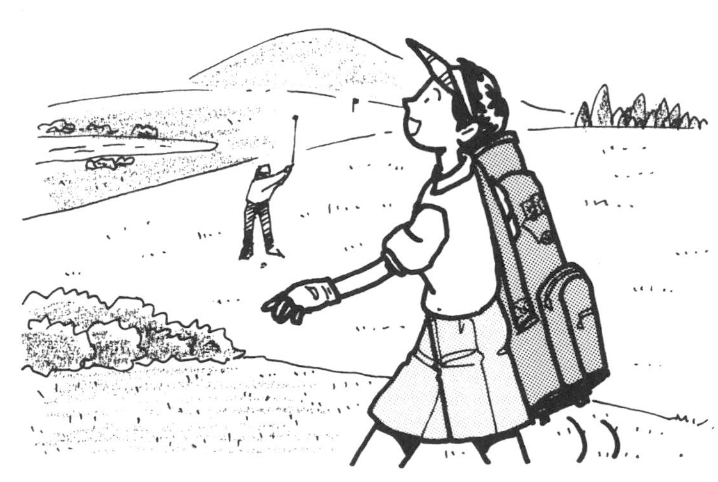

首先是要配合身體狀況選擇路線。高爾夫球場依場地的不同，有些是山丘路線，有些是平坦的路線。起伏越多運動量會增加，如果覺得勉強就要選擇平坦的路線。年輕人要選擇起伏較多的路線，快步走以增加運動量。

走路時要放輕鬆。打高爾夫球是一種伴隨緊張感的運動，因此走路時一定要放鬆肩膀的力量，輕鬆地走路。

不能每天打高爾夫球，一週二～三次爲宜。此外，也可以進行散步等其他的有氧步行。

趁著做家事時的空檔創造健康

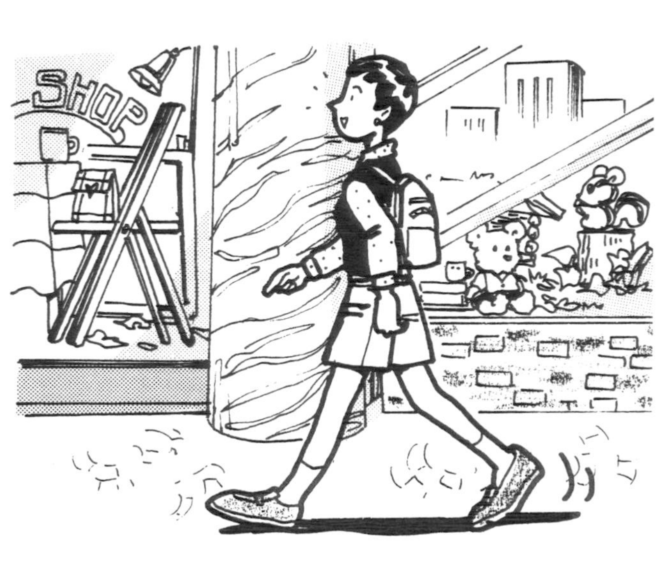

走路去購物

家事繁多，購物時便能進行有氧步行。不要騎著自行車飛快地到達商店街，要穿著步行鞋外出購物。如果商店街在自宅附近，最好是走到鄰鎮的商店街購物。

最好雙手空空地購物，如果有需要可以揹個背包。購物之後，如果只有一邊的手臂抱著東西，會增加腰和肩的負擔，也會引起背骨疼痛。因此可以利用購物車等。

懷孕中的有氧步行

懷孕期間攝取足夠的營養，減少運動量是容易肥胖的時期。肥胖會對母體和胎兒造成不良影響，是一定要避免的情形。

對於孕婦而言，有氧步行是理想的運

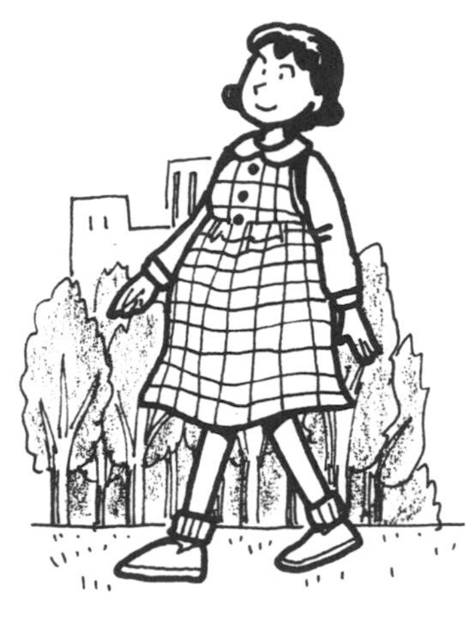

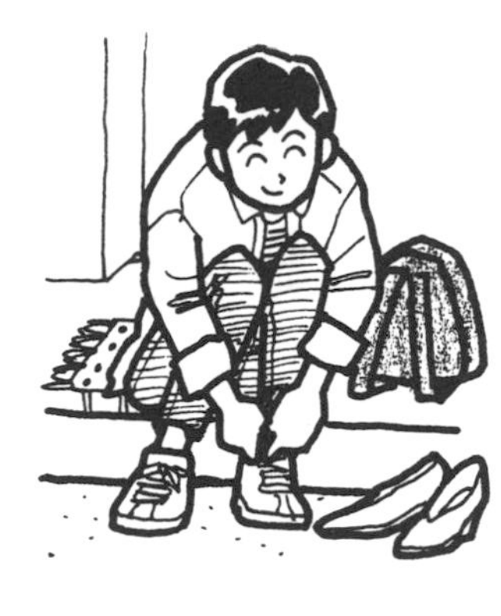

動。能夠預防肥胖，而且把大量的氧吸收到體內，能使胎兒的腦等各細胞活性化。

懷孕期間的注意事項爲速度的調整。懷孕前期保持普通速度，中期快步走，後期則維持比普通稍快的速度。穿著略高，底面積較寬的鞋子，以較大的步幅挺直背肌，用力揮動手臂走路。進入安定期以後，一天走二〜三次。

穿著何種服裝較好？

配合季節

有氧步行是四季都可以進行的運動，所以要選擇能夠配合季節的服裝。例如：夏天時要配合流汗體質。春、秋時也會流汗，但是要注意不可以著涼。到了冬天，爲了避免寒氣的侵襲，必須考慮禦寒。

我愛用的是夏天容易發汗，能夠充分吸收汗的棉質短袖和T恤。冬天則穿著不會散發體溫的服裝。

在穿著短袖的季節裡，想要避開紫外線的人可以穿著長袖。早上太陽還沒出來時，還是要戴帽子走路。

冬天可以戴手套，因爲擺動手走路比較冷。

步行用的服裝並無特別之處，只要選擇個人覺得最容易步行的舒適服裝就可以了。但是如果還要通勤或購物，有時候無法穿著運動服，這時就可以穿著容易活動的服裝。

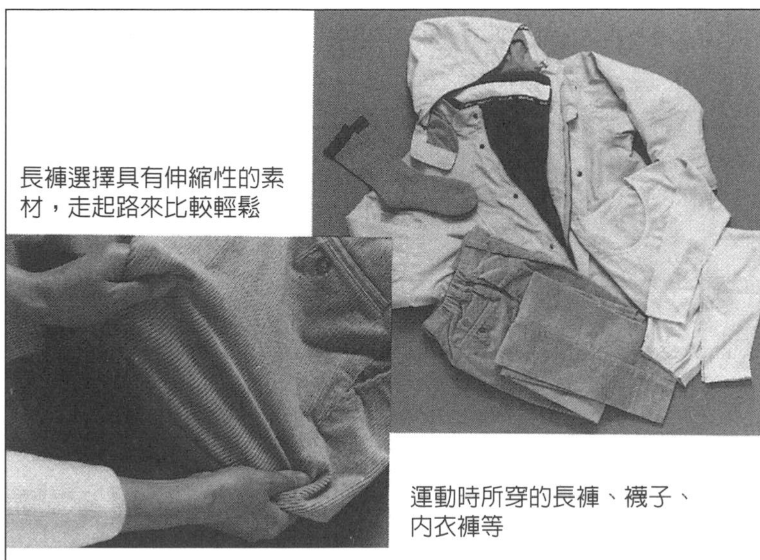
長褲選擇具有伸縮性的素材，走起路來比較輕鬆

運動時所穿的長褲、襪子、內衣褲等

利用新素材或伸縮素材打扮一下

最近市面上銷售達克龍羊毛新素材的運動用內衣褲和襪子，具有很好的保溫性、吸汗性和快乾性。與棉相比，吸水性多達五倍，乾燥時間爲四分之一。通勤時想要步行的人在西裝內穿著這些服裝，走路以後也會覺得很舒適。

此外，有些伸縮素材衣物有一些時髦的設計。即使走長距離的路感到累，可以到附近的餐廳喝杯飲料或搭車回家。這對於平常穿著運動服走路，覺得難爲情的人也不會產生排斥感。

最好是選擇能夠完全防水的材質作成的夾克。

「正確的走路」由六個動作所構成

由走路的動作和機能來分析，全部是由六項功能所構成的。

第一、支撐全身的重量。如果腳不能支撐體重，就無法做出走路的動作。

第二、保持上身。前腳的腳跟著地，整個腳板踩在地面，到伸直的前腳腳踝彎曲爲止，牢牢支撐體重的功能，能夠使腰及其以上的部分穩定。如果無法發揮這功能，則上身會朝前後左右搖晃。整身會搖晃，形成不良的走路姿勢。

第三、是踼。後腳的腳跟離地，用腳尖踼地的力量到達最大限度之前的動作，是後腳的腳尖越用力踼地面，則腳往前踏出的力量也越強，步幅也越大。

第四、是平衡的維持。到後腳的腳尖離地之前，要維持平衡。在這段期間如果不能保持身體的平衡，就無法好好地走路。

第五、是腳的上抬。後腳的腳尖離開地面，成爲前腳朝向前方移動（踏出）期間的功能，稱爲腳的上抬。這時膝深彎曲，同時原本一直置於後腳的體重會移至相反腳。

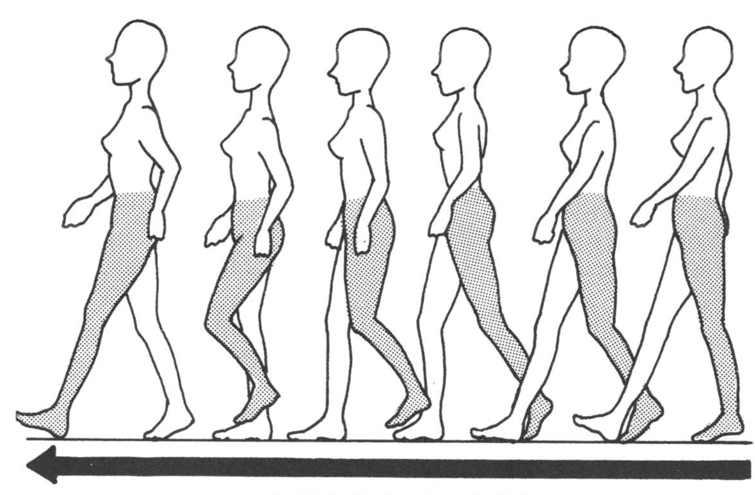

6個動作形成一連串的動作

最後的動作是腳的踏出，直到往前移動的腳伸直爲止。這時，成爲前腳而移動的足膝會完全伸直。腳跟會到達地面，再次回到第一功能。

這六項功能並非個別的動作，而是順暢調和的動作，才能成爲正確美麗的走路姿勢。

重新評估走路的方式

有氧步行的基本走路方式

觀看街上行人走路的樣子，很少會看到走路方式好看或走路的樣子很美的人。實際上，能夠正確走出美麗姿勢的人，到底有多少人呢？

以運動學的觀點來探討走路時，外表看來姿勢美妙，而且符合運動學的學理的走路者，大約一〇人中只有一人。幾乎所有的人都是屬於不合格的走路方式。

要好好地走路必須挺直上身，收下顎，伸直膝。腳尖好像要踢地面似地，伸出腳，從腳跟開始著地。大幅度擺動手臂，這些都是走路的重點。稍微注意到這些重點，任何人都能擁有美麗的走路姿勢。

檢查映照在櫥窗中自己的樣子，或是檢查所穿的鞋的磨損情形和足跡，就可以知道自己的走路方式是否正確了。如果實在不美觀，一定要改善。

利用足跡檢查

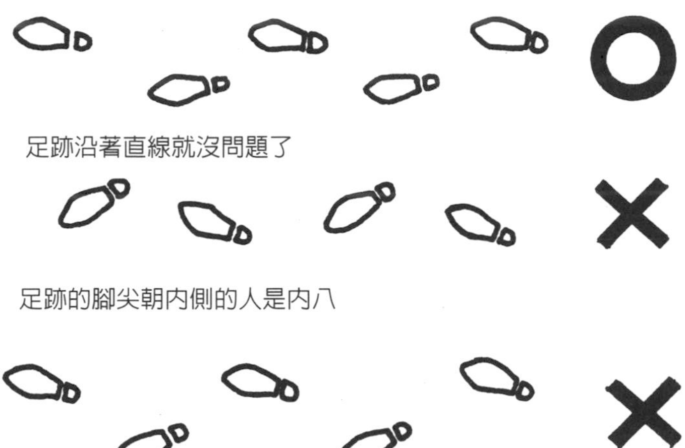

足跡沿著直線就沒問題了

足跡的腳尖朝內側的人是內八

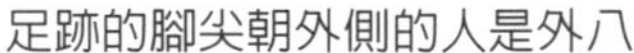

足跡的腳尖朝外側的人是外八

利用鞋子磨損的情形進行檢查

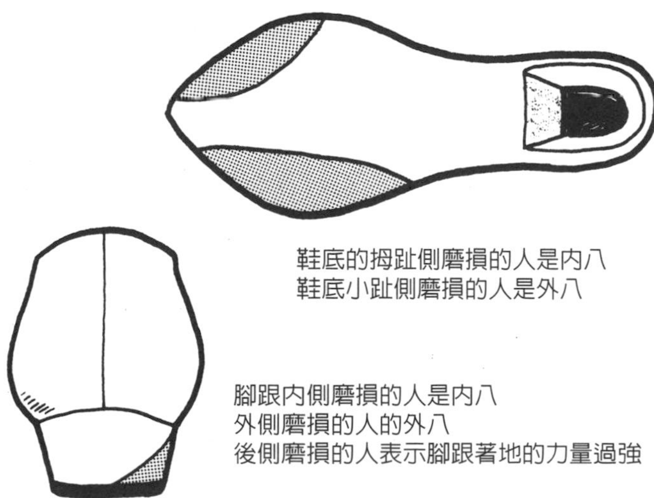

鞋底的拇趾側磨損的人是內八
鞋底小趾側磨損的人是外八

腳跟內側磨損的人是內八
外側磨損的人的外八
後側磨損的人表示腳跟著地的力量過強

這些走路方式需要改善！

外八字

著地面積較小的鞋子，導致腳跟不穩定。為了勉強使其穩定而用力踩踏，使得腳尖朝向外側

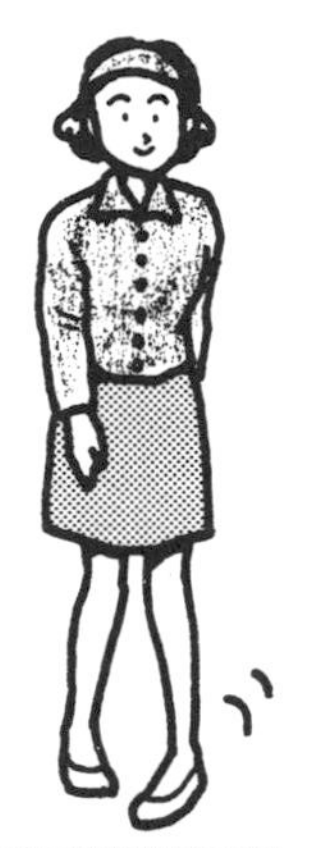

內八字

沒有揮動手臂地運動，從膝到腳的彈力都沒有充分地使用，以較狹窄的步幅走路，所以容易疲倦

以正確的姿勢走路

走路姿勢不良時，容易疲倦，而且會受傷，也是肌肉痛等的原因，無法充分得到有氧步行的效果。一定要改善走路不良的習性，擁有正確的姿勢。

●改善外八字的走路姿勢

要重新評估腳踢地面的角度和選擇鞋子的方式。

體重依序移至腳跟、腳的外側、小趾側、拇趾側、腳尖，用拇趾根部踢出。著地時，腳尖不要朝外。

避免穿跟較細的高跟鞋，選擇腳底能接觸地面較多的鞋子。

●內八字的改善方法

踢地面時，拇趾用力，膝稍微朝向外

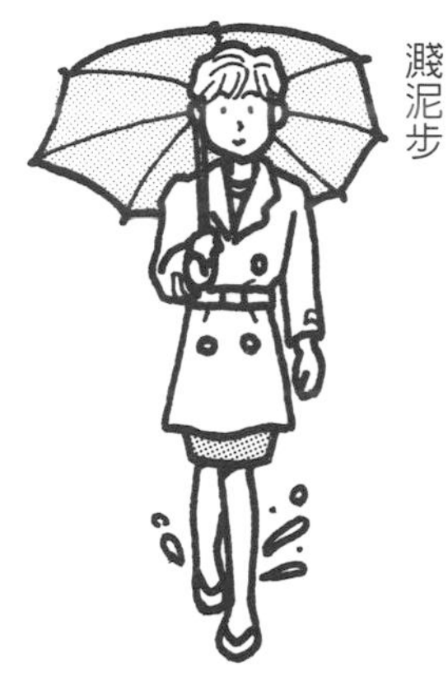

腳跟著地之後，體重沒有移到腳的內側，而用小趾的根部踢地面。無法充分發揮膝的緩衝力

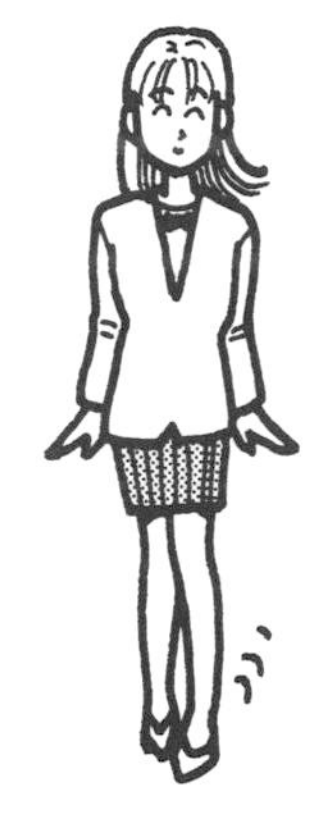

沒有大幅度擺盪手臂，先靠腳小幅度忙碌地移動，看起來好像走得很快，但是因為沒有扭轉腰，所以走起來不順暢

側，想像自己走在一條直線上。走路內八的人通常下腹部肌肉無力，所以要藉著腹肌運動鍛鍊肌肉，有助於矯正內八。

●小碎步走路的矯正方式

好像要抬高腰似地，緊縮臀部的肌肉，用力踢地面，這一點很重要。用力擺動手臂，收下巴走路。

●濺泥步的改善方式

不要用腳的外側踢地面，要用腳的內側，即腳跟踢地面。如此一來，可以使用膝的緩衝來走路，就能減少濺泥的情形了。

安全走樓梯或坡道

配合狀況決定接地面積和順序

先前談及過，走路姿勢美妙的人非常少。尤其在爬樓梯或坡道時更加明顯。如果不在這些地方正確走路，會損傷膝，成爲受傷的原因。

階梯或坡道與走平地的方式不同，但是只要掌握正確走路的重點，也能毫不勉強地走。在此就以上下樓梯爲主，爲各位探討正確走路的注意點。

首先，就是要保持自己容易走的步幅。當然，樓梯的高度和寬度各有不同，有時候很難走。這時如果爬一階覺得對腳不會造成負擔，很輕鬆的話，就可以用這方法走路。反之，較寬的階梯一階可以用兩步來走。

爬樓梯比下樓更不容易增加腳的負擔，但是有不少人上身搖晃，腰彎曲，身體前傾走路，因爲腳的接地面積較小。如果腳能深深地踩在下一階上，全身就能夠穩定。尤其穿了高跟鞋時，不要只用腳尖爬樓梯。

下樓梯時與走平地時相反，腳尖先著地，體重移至腳跟。如果用腳跟著地，有滑倒的危險性，因此無法利用膝的緩衝，所以衝擊也較大。膝有毛病的人必須要下意識地從腳尖先下樓。

不論爬樓梯或坡道，正確走路的基本重點，就是用腳底移動體重，使用整個腳底支撐身體。接地時，整個腳底貼於地面。如果只使用腳的前方走路的姿勢，會成爲腳或膝出毛病的原因。

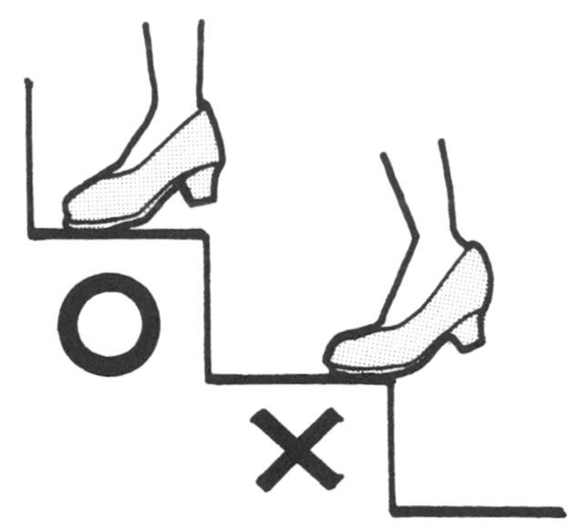

上樓梯時連腳跟都要牢牢地踩在地面上

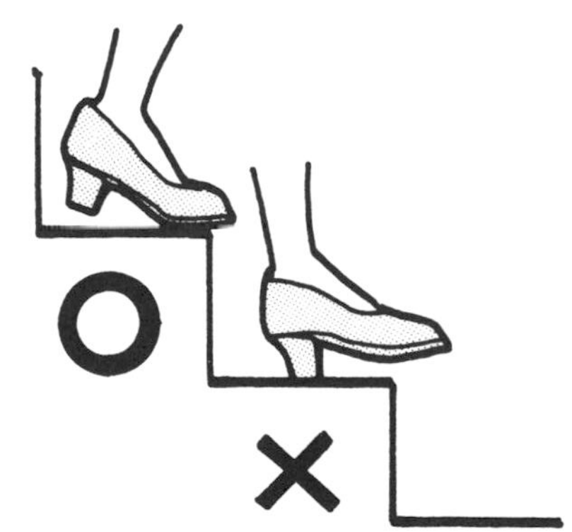

下樓梯時腳尖先碰地

利用醫學檢安心走路

為了享受走路之樂而先檢查身體

醫學檢查會予人找出身體不好的地方的不良印象。實際上並非如此。它可以在事前排除運動中的意外事故或傷害等，不好當成是可以安心進行運動的一道手續。即將開始走路的人如果符合以下項目的其中一項時，有必要找醫師或運動專家商量。

①醫師曾經診斷「心臟不好」
②曾罹患風濕熱或風濕性心臟病
③醫師說「有心雜音」
④曾罹患心肌梗塞、冠狀動脈不全、心臟病發作、冠狀動脈血栓症
⑤有狹心症的徵兆
⑥心電圖出現異常
⑦負荷心電圖（運動心電圖）出現異常
⑧步行時、運動中、性交中曾感受到胸痛或壓迫感、絞緊感

⑨爬兩、三階樓梯或突然往上跑的時候，覺得胸部有絞緊感或壓痛感
⑩在冷風中走路時，覺得胸部有壓迫感、壓痛感和絞緊感
⑪心臟突然跳動迅速或變慢，節奏不規律
⑫曾使用毛地黃、奎寧丁等藥物，或是硝化甘油等舌下錠
⑬罹患糖尿病或血糖值較高
⑭高血壓或以往曾出現血壓高的情形
⑮因膽固醇值高而限制飲食或因而服用藥物
⑯標準體重超過四、五公斤以上
⑰家人中有心臟不好的人或六〇歲以下，曾出現心臟病發作的人
⑱其他人做起來不會呼吸困難的運動，自己做起來卻出現嚴重的呼吸困難的現象
⑲有氣喘、肺氣腫等肺的毛病
⑳走數百公尺，曾出現腳痙攣的現象
㉑曾罹患關節炎、風濕、痛風等。此外，具有容易罹患痛風的體質，或是尿酸值曾很高

步行中擔心的症狀

有氧步行時或結束時，心臟跳動的情況異常，身體某處突然覺得疼痛。這時就必須判斷是否要繼續步行了。當然，有時候能夠自行處置，但是有時候則必須和醫師或專家商量。接著，爲各位敘述經常出現的症狀、原因和處置方法。

自己嘗試處置的情形

・結束之後五～一〇分鐘以內，心臟的跳動速度無法恢復正常

〔原因〕步行太激烈

〔處置〕心臟跳動爲了保持在目標區的下限或其以下的程度，會慢慢地增強。如果無法控制心跳數時，要接受醫師的診察。

・支撐體重的關節、腰、膝、足踝、腳拇趾關節的疼痛出現痛風的症狀

〔原因〕關節曾受到外傷

〔處置〕如果平常有這種症狀，要嘗試平常的治療法，充分休養。待好轉以後，出

現疼痛的關節要用彈性繃帶保護，從比以前更低的程度再開始運動。如果受損的關節不是平常覺得疼痛的部分，或使用平常的治療法無效時，要接受醫師的診察。

・步行後覺得噁心或甚至吐出來

〔原因〕 步行太激烈或緩和的時間太短，腸無法得到充分的氧所致

〔處置〕 要降低強度，多花點時間做緩和運動。

・步行結束後過了一〇分鐘，仍持續出現激烈的喘氣現象

〔原因〕 步行過於激烈，會造成心臟、肺、血管的負擔

〔處置〕 要保持心臟跳動在目標區的下限或其以下的程度。要保持即使在步行中說話，仍然臉不紅，氣不喘的強度。

沒有問題所以持續步行

・步行結束後，過了廿四小時疲勞仍無法去除

〔原因〕 步行太激烈

〔處置〕 要保持心臟的跳動在目標區的下限或其以下的程度。

・步行後不久，足脛疼痛

〔原因〕結合腳肌肉的筋膜出現發炎症狀，或與骨結合的肌肉出現裂傷

〔處置〕穿底較厚的鞋子，在草地上進行伸展運動就能緩和疼痛。

・開始步行之後，罹患失眠症

〔原因〕步行太激烈

〔處置〕心臟的跳動要保持在目標區的下限或其以下的程度。

・步行中小腿肚肌肉疼痛，休息時不痛

〔原因〕平常沒有使用的肌肉因爲突然劇烈地運動，而引起痙攣。腳的肌肉血液循環不良

〔處置〕穿底較厚的鞋子。多花點時間做緩和運動，持續兩、三次以後，就不會再出現肌肉痙攣的現象了。

・步行中側腹疼痛

〔原因〕橫隔膜痙攣

〔處置〕坐下來往前傾，使腹部的器官往上推擠到橫隔膜側。

・肌肉僵硬，刺痛，或覺得肌肉發脹，缺乏彈性

〔原因〕因爲還不習慣步行，肌肉的狀況不佳

〔處置〕泡個熱水澡放鬆肌肉，如果疼痛利用消炎劑來處理。從比以前更低的階段開始運動。

暫時停止步行，接受醫師的診察

・心臟跳動快速，不規則。胸部和頸部出現悸動的現象

・心跳突然加速

・在達到目標心跳數以前，跳動突然減慢

〔原因〕心臟暫時引起快速不規律收縮的現象

〔處置〕中止步行，盡早接受醫生的診察。

・步行中或步行以後，突然胸部正中央、手臂、喉嚨感覺疼痛或壓迫感

〔原因〕伴隨疼痛的心臟變化是危險症狀的前兆

〔處置〕中止步行，盡早接受醫師的診察。

・步行中出現頭昏眼花的現象，頭昏眩地走路，發冷發汗，出現錯亂現象。以渾濁的眼神凝視一切，臉色蒼白，突然倒下

〔原因〕引起腦貧血

〔處置〕不要做緩和運動，腳抬高，頭放低來休養。

海龜協會活動

走遍日本各角落

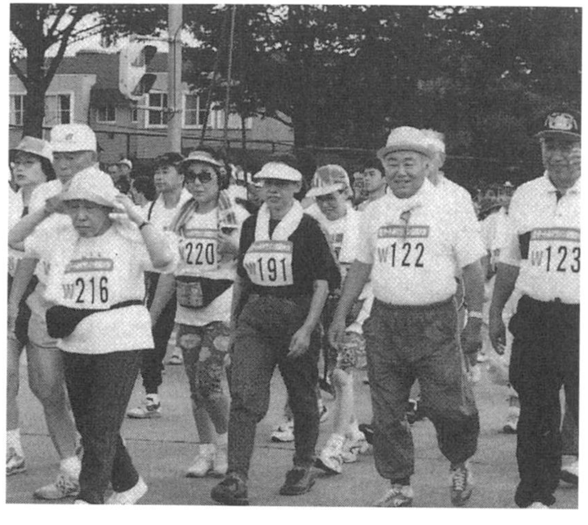

很有精神開始出發了

步行大會的意義

海龜協會的「海龜」是指能夠輕鬆地步行，好像海龜一樣，優閒地以自己的步調走路，因此命名爲海龜。

在日本各地都舉行這一類型的步行大會。海龜協會所舉行的步行大會決定一定的距離和終點，但是並不競爭排名。有終點就具有參加的意義，而且能夠快樂地步行。

男女老幼大家一起來

有很多七〇歲和八〇歲的老年人也參與

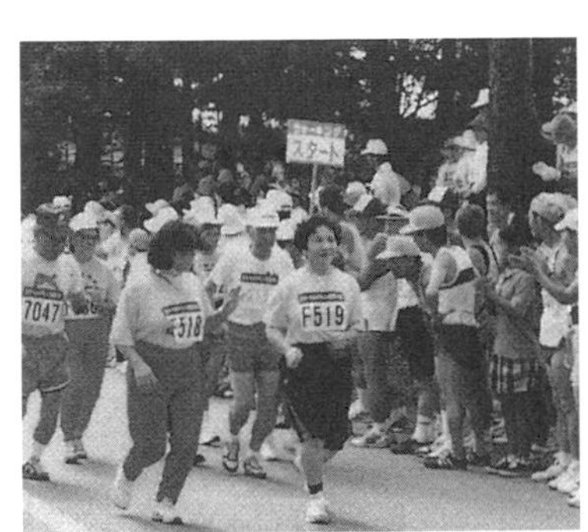

沿途都是加油的人潮

表揚20年來
都一直參加的人

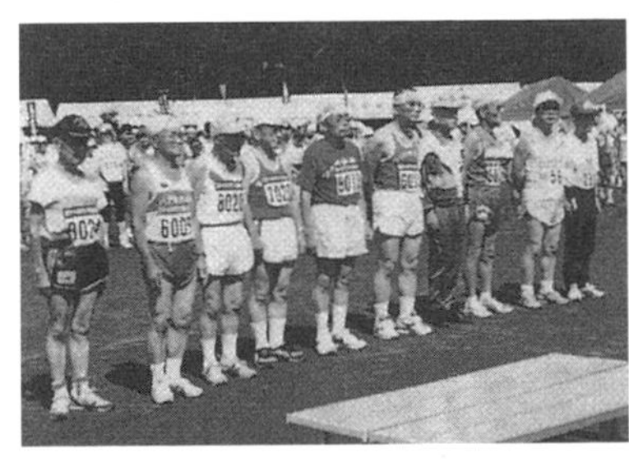

大會。孕婦及其丈夫、家人、爺爺和孫子等一起參加的人也不少。有氧步行是毫不勉強的運動量，因此任何人都能夠參加。而且走路時每個人臉上都洋溢著笑容，不會一直想要一路領先。和同伴們一邊聊天一邊享受步行之樂。雖說是大會，卻可以說是步行的延長。

開始進行有氧步行，可以把參加這一類大會當成一種目標，每天步行。

在海外也步行

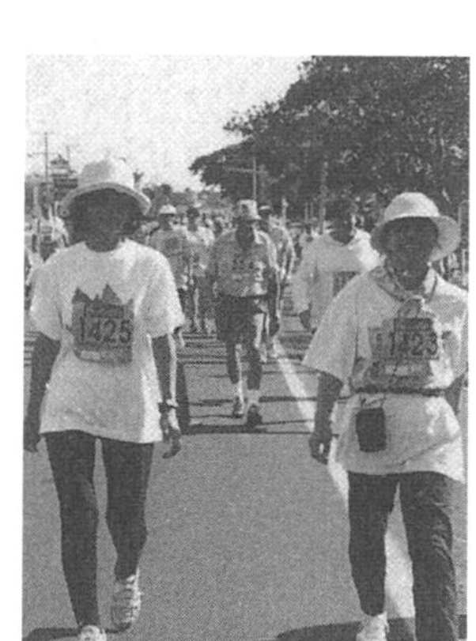

每年在海外舉辦的大會

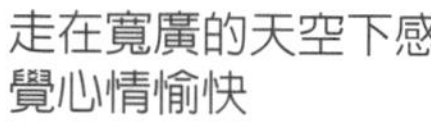

走在寬廣的天空下感覺心情愉快

在世界上舉辦的大會

步行大會在世界各地舉行。始於一九〇九年的大會歷史悠久，一次的參加者數很容易就超過一萬人。

日本海龜協會也參加這一類在海外的大會。會募集參加者，組成旅行團，到國外參加大會。隨著步行愛好者增加，到海外參加大會的人也增加了。

所有的大會都是沒有時間限制的路線，能夠抵達終點，快樂地走路，而且讓大量的氧吸收到體內是主要的目的，所有的參加者都能心情愉快地流汗。

第3章

為何發胖？檢查肥胖度！

喝水會胖的理由

肥胖感的誤解

「想減肥」，是年輕女性間流行的話語，而說這種的人，可分爲肥胖型和與肥胖無緣的體型。即使你對某位女性說她不胖，她也會說：「可是我的體重已經○○公斤了。」

胖瘦的判斷多半是以體重爲基準。但是眞正當成判斷基準的，應該是皮下脂肪量。例如測定想減肥的二○歲女性的皮下脂肪，發現二十三人中只有一人是眞正的肥胖，而統計到二十五歲時，發現八十三人中有一人，只有一・二%而已。亦即必須觀察是否附著多餘的脂肪，才能夠決定是否是眞正的肥胖。但是，想要減肥的二○歲年齡層的女性，幾乎都不算是肥胖者。

人生有三次容易發胖的時期

在一生之中，容易發胖的時期有三次。最初是嬰幼兒期，其次是青春期，最後是更年期。前兩期的肥胖與脂肪細胞有關。脂肪細胞具有儲存體內多餘脂肪的作用。因此，

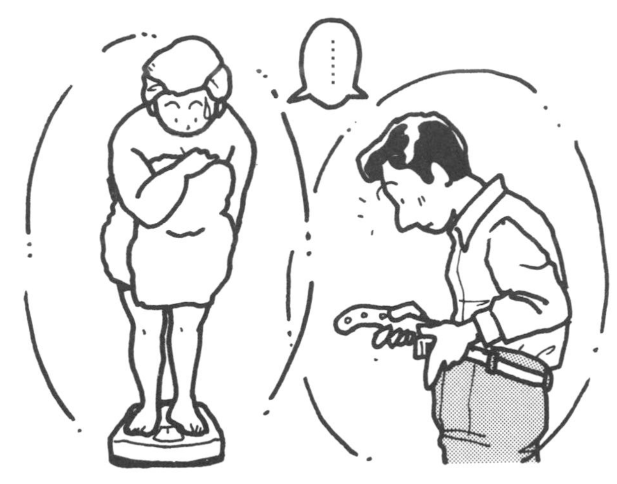

到了更年期，喝水也會胖

當細胞膨脹、數目增加時，身體就會發胖。在細胞增加的成長期（青春期），因爲運動不足與吃得太多的習慣，使得脂肪細胞大量增加，製造肥胖體質。

女性進入更年期而接近停經期時，卵巢荷爾蒙大幅度地減少，具有吸收脂肪作用的黃體荷爾蒙開始增加，因此，這時候即使喝水也會胖。過了三〇歲以後，會慢慢地出現這種傾向。三〇歲層皮下脂肪肥胖人數五・七人中有一人，四〇歲層的人三・三人中有一人，五〇歲層的人二・五人中有一人。

你的肥胖情形如何？

「肥胖的瘦子」出乎意料之外地多

肥胖的標準，以往總是重視體重的數值。首先是身高減去一〇〇，其數值再乘以〇·九〇以此當成標準體重，和實際的體重加以比較，如果數值超過二〇以上，就算是肥胖。

但是，最近一些在標準體重或其以下體重的人，卻大都有肥胖的傾向，亦即是「肥胖的瘦子」。在細小骨骼和小肌肉的周圍積存大量的皮下脂肪。因此，即使體重較輕，也算不上是健康的身體。

換言之，光靠標準體重是判斷是否是肥胖，是很困難的事情。與其注重體重，倒不如重視皮下脂肪積存在肌肉的程度，才是判斷肥胖的重要關鍵。

肥胖有各種形態

我們所說的肥胖，從體重與體脂肪量的比例來計算，如左頁所示，有九種形態，在

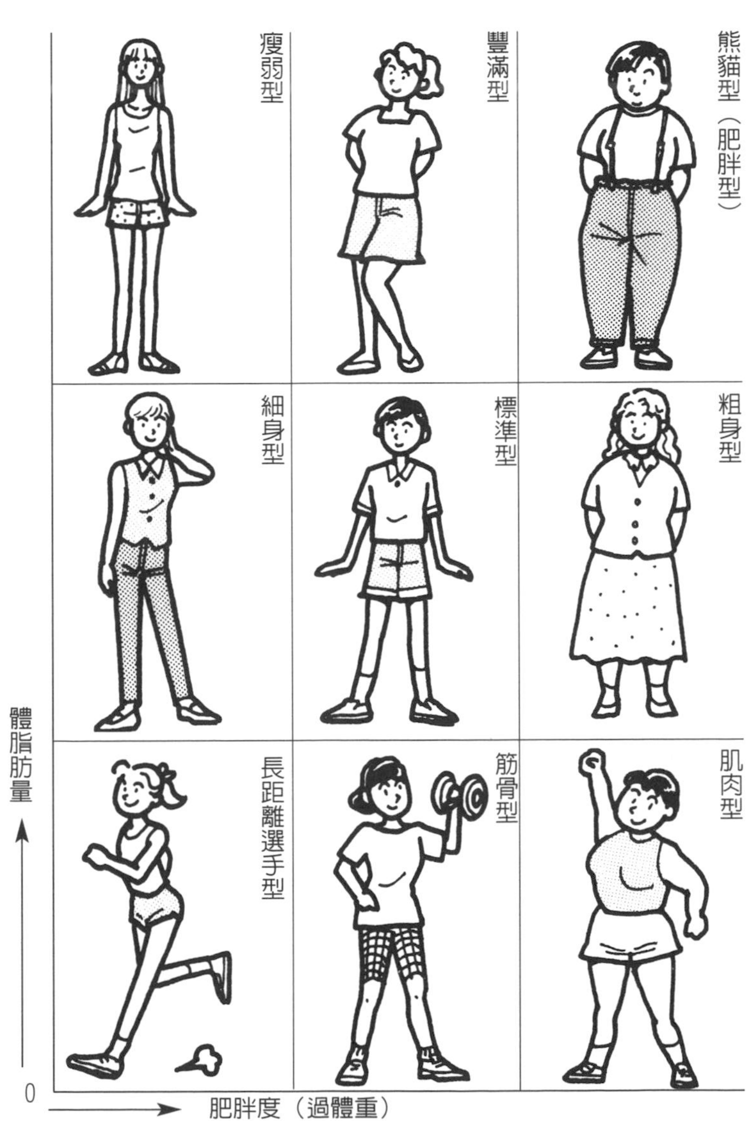

肥胖的型態

此加以確認。

包括體重較重、脂肪較少的「肌肉型」，脂肪較多的「熊貓型」，介於兩者之間的「粗身型」，體重普通、脂肪較少的「筋骨型」，脂肪較多的「豐滿型」，介於兩者之間的「標準型」，以及體重較輕、脂肪較少的「長跑選手型」，體重較輕，脂肪較多的「瘦弱（肥胖的瘦子）型」，介於兩者之間的「細身型」等。確認自己的形態，才是科學減肥的重要指標。

比較相撲選手和時裝模特兒的肥胖

肥胖，需要由機能的尺度來加以觀察。例如標準體重的人，在爬樓梯時氣喘吁吁，那麼標準體重對其而言，就不具任何意義了。

就這一點而言，相撲選手的體力確實驚人。著名橫綱千代富士在擔任相撲選手的時代，身高一八〇公分，體重一二〇公斤。如果依前記的方法來計算，其標準體準應該是七二公斤，亦即千代富士超出標準體重五〇公斤，屬於超肥胖型。但是日本相撲協會的資料顯示，他的體脂肪率爲一二％，雖然體重超出許多，但是不算是肥胖。

相反的，來看一些時裝模特兒。她們的外觀苗條，骨骼細小，肌肉少，因此，有大量的脂肪附著。這就是「肥胖的瘦子」的代表，是不健康的體型。

看這兩個例子，就可以了解由體重來判斷是否是肥胖，根本毫無意義。

測定體脂肪率的方法

體脂肪率的測定方法有很多，簡單的方法，就是經由皮下脂肪的厚度來計算。

如圖所示，測量肱部後方與肩胛骨後方兩處皮下脂肪的厚度的數值。如果用手指捏來進行測試，會出現極大的誤差，因此務必要使用測定器。或是到醫院、健身房接受專家的測定。

體脂肪率的平均值，男性為一二％～一五％，女性為一五％～一八％。男性超過二〇％以上、女性超過三五％以上，就必須要注意了。

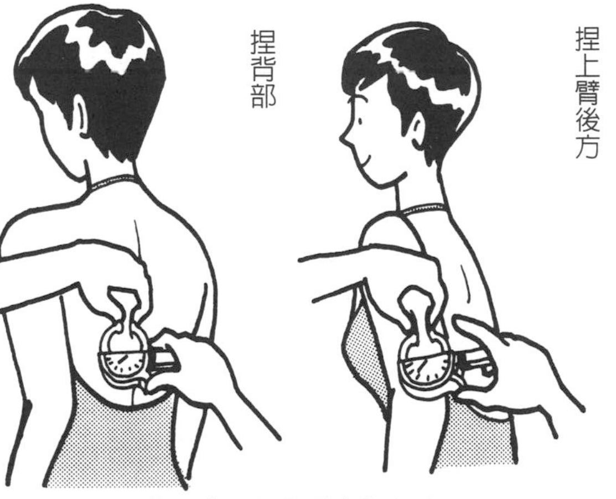

捏上臂後方

捏背部

使用專用器是測定的方法

肥胖度檢查測試

①雙下巴或下巴鬆弛……□
②褲子或裙子易掉落……□
③大腿內側會摩擦……□
④覺得身體沈重……□
⑤懶得活動身體……□
⑥保持站立的姿勢卻看不到腳尖……□
⑦上下樓梯時會喘氣……□
⑧前傾時（例如綁鞋帶時）覺得吃力……□
⑨腳無法交疊……□
⑩怕熱……□

合計……□

YES、NO測試。閱讀右邊的敘述，是爲2分，有時爲1分，否爲0分，將各點數寫在各問題的□內。次頁是「肥胖度檢查診斷」。

0～2分

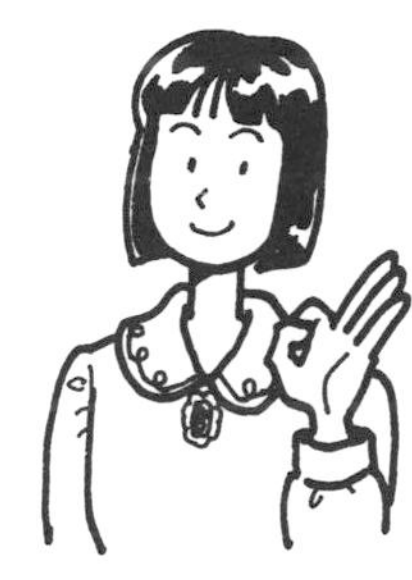

完全不胖。是很好的狀況，但是不可掉以輕心，今後還是要注意飲食、運動等。

3～8分

有肥胖的傾向。要確認原因在於偏食或運動不足，並加以改善。現在要想辦法趕快恢復爲標準體重。

9～14分

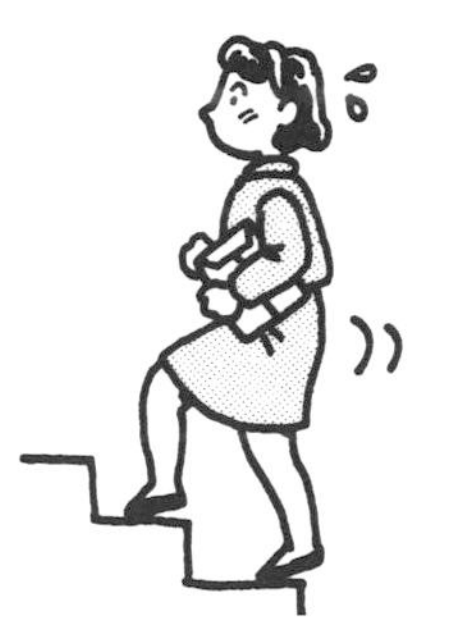

有略胖傾向。原因可能是用餐時間不規律、偏食、運動不足，一定要重新評估飲食內容、運動習慣，而且要放棄搭乘電梯，改走樓梯。

15～20分

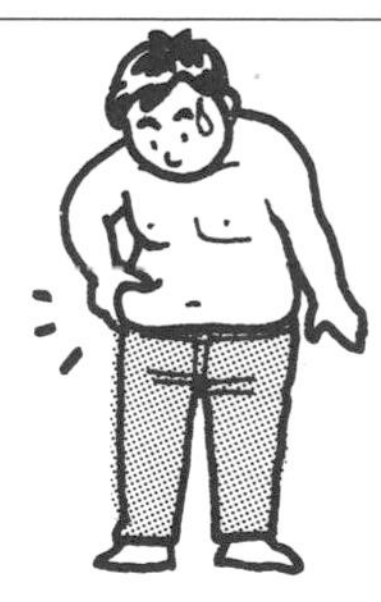

肥胖。要重新評估飲食內容、運動等所有的生活，尤其要放棄宵夜及躺在那兒吃點心，最好立刻開始進行有氧步行。

如何測量熱量的收支

每個人所需要的熱量不同

爲了維持生命，必須要活動身體，因此需要熱量。

我們每天的必要熱量，依其人的生活環境、一天的運動量、工作、身高、體重、年紀的不同而有不同。例如年齡相同，但身高較高時，會消耗掉較多的熱量。另外，以雙胞胎爲例，性格的溫遜、活潑與否，則對於熱量的使用也有所不同。

一部分成為脂肪細胞蓄積下來

熱量，是經口攝取的食物、飲料通過消化器官，被體內吸收而產生的。吸收的熱量，隨著血液循環運送到全身，積存在肌肉或肝臟，其中的一部分，爲了應付飢餓狀態而蓄積在脂肪細胞內。

事實上，蓄積在脂肪細胞內的熱量，會成爲肥胖的原因。因爲對於平常熱量供需平衡的人而言，並沒有一部分的熱量能夠蓄積起來，但是仍然需要某種程度的蓄積。問題是熱量攝取超出限度的人。

看電視上的一些野生動物，幾乎不見肥胖的動物。對於生存於弱肉強食的世界的動物而言，肥胖是大敵，會造成動作遲頓，阻礙獵物的捕捉，也難以逃離捕食者的追捕，肥胖意味著死亡。

因此，牠們不會攝取超出必要以上的熱量。肉食動物一旦飽腹，就算是其他動物出現在眼前，也不爲所動。因爲牠們本能地知道，不需要攝取多餘的熱量。

熱量收支平衡必須正負為零

由於我國並非經常面臨飢餓狀態，因此不需要蓄積脂肪以備不時之需。如果攝取多餘的熱量，蓄積在脂肪細胞內，細胞會膨脹而造成肥胖。

爲了避免發生這種情形，攝取較多熱量時，必須要做運動才行。一定要使熱量的收支平衡正負爲零。

各科業的勞動強度別分類

勞作強度	男性	女性
輕度勞動	技術人員、管理的公務員、一般事務員、會計事務員、無線電通信員、裁縫師	一般事務員、音樂家、裁縫家、操作員、穿孔員、程式設計師
普通勞動	醫師、小學教員、零售商、打鐵匠、煉鋼匠、金屬焊接工、一般機械組裝工、製本工	護士、小學教員、編織工、縫紉工、主婦
稍重勞動	農耕、養蠶作業者、漁夫、礦工、鑄物工、合板工	保健護士、織布工、農耕、養蠶作業者
重度勞動	農耕、養蠶作業者（農忙期中的某個時期）、集材、運材作業者、職業運動家	農耕、養蠶作業者（農忙期中的某個時期）

（日本厚生省公家衛生局營養課資料、1979）

〈範例〉

24歲，女性，一般的情形
活動強度輕，看20～29歲欄
A＝15.50H－636
H＝160
A＝(15.50×160)－636
　＝2480－636
　＝1844
因此1天為1844大卡

熱量所需量（標準）簡易計算表

（你1天的適合熱量）

H=身長cm

活動強度	年 齡	男 性	女 性
一 輕	20～29歲	A＝20.00H－1150	A＝15.50H－636
	30～39歲	A＝19.17H－1054	A＝15.00H－611
	40～49歲	A＝18.57H－998	A＝15.00H－611
	50～59歲	A＝20.00H－1300	A＝16.00H－788
	60～69歲	A＝18.21H－1132	A＝16.00H－858
	70～79歲	A＝15.48H－838	A＝13.09H－516
	80歲以上	A＝12.62H－525	A＝14.55H－818
二 中度	20～29歲	A＝22.74H－1327	A＝17.33H－679
	30～39歲	A＝20.83H－1033	A＝17.67H－793
	40～49歲	A＝20.83H－1083	A＝17.67H－793
	50～59歲	A＝22.86H－1479	A＝18.83H－1002
	60～69歲	A＝21.43H－1427	A＝18.50H－1051
	70～79歲	A＝17.74H－1000	A＝16.48H－864
	80歲以上	A＝15.24H－775	A＝16.67H－977
三 稍重	20～29歲	A＝25.95H－1397	A＝20.67H－801
	30～39歲	A＝25.83H－1408	A＝21.17H－976
	40～49歲	A＝25.00H－1325	A＝21.17H－976
	50～59歲	A＝27.38H－1786	A＝21.67H－1078
	60～69歲	A＝24.40H－1532	A＝22.00H－1260
四 重	20～29歲	A＝30.95H－1747	A＝24.33H－988
	30～39歲	A＝30.00H－1638	A＝24.17H－1056
	40～49歲	A＝29.17H－1554	A＝24.17H－1056
	50～59歲	A＝31.90H－2082	A＝25.00H－1217
	60～69歲	A＝28.21H－1782	A＝25.33H－1449

根據財團法人　日本營養師會《營養日本》

利用有氧步行進行科學減肥

有效燃燒脂肪

運動時，體內的熱量源會燃燒，製造出熱量而使身體活動，稱爲代謝。熱量源有兩種，一種是醣類，另一種是脂肪。

以單位時間來探討這兩種熱量源的效率。首先是醣類燃燒時，一次會產生較大的熱量，但是量並不是非常多。脂肪一次不會產生大型的熱量，但是量會比較多。換言之，進行瞬間運動能力的短距離跑或跳高等所使用的熱量是醣類。但是像步行或馬拉松等，脂肪是熱量源。

燃燒脂肪當成熱量來使用時，需要許多氧。像步行等較弱的運動在運動剛過後，醣類會先當成熱量源使用掉。爲了使脂脂燃燒，至少要不眠不休，持續運動一〇分鐘以上。

此外，慢慢地開始也很重要。如果一開始就拼命地往前跑，只有醣類會大量燃燒掉，脂肪並不容易燃燒，身體反而會疲累。而且當身體的醣類減少時，會覺得肚子餓，成爲吃得很多的原因，無法達到減肥效果。

有氧步行是一也能夠把氧吸入體內，一邊進行的有氧運動，所以能夠把大量的氧攝取到體內。慢慢地花較長的時間持續運動時，就能夠使脂肪燃燒，所以走得越多越好。能夠消耗掉多餘的脂肪，減少皮下脂肪或附著於內臟的脂肪，就能夠消除肥胖。

利用速度消耗不同的熱量

利用健康步行的方式快步走，會達到何種瘦身效果呢？

以體重五〇公斤二〇歲女性的對象進行實驗，調查用不同的速度走路時，一分鐘所消耗的熱量，每分鐘約前進五〇公尺的「散步」，消耗熱量爲二・一六大卡。成爲七〇公尺的速度時的「普通步」，則是二・六五大卡；成爲九〇公尺的「快步」會消耗掉三・七九大卡的熱量，即依步行速度的不同，消耗掉的熱量會產生很大的差距。

持續步行三〇分鐘所消耗掉的熱量約一四〇大卡，這數值和每分鐘以一二〇公尺的速度跑二〇分鐘的慢跑大致相同。不過與慢跑相比，不必擔心損傷膝、腰的問題，是容易實行的健康步行法，相信各位可以了解到這種方法是能夠達到瘦身效果的有效運動。

利用步行創造不容易發胖的體質

人和動物即使甚麼也不做，也需要最低限度的熱量，稱爲基礎代謝熱量。

胖的人基礎代謝量非常少，甚至不到一〇〇〇大卡。

換言之，攝取相同的飲食時，瘦子當成基礎代謝消耗掉的熱量會成爲肥胖者的脂肪積存下來。

步行具有增加基礎代謝量的效果。持續步行使血液循環順暢，血液送達身體各個角落，所有的細胞都會消耗掉熱量，因此能增加基礎代謝量。

在我的研究室和秋田紅十字醫院共同進行了「運動前後各進行五分鐘伸展體操，而有氧步行以最大氧攝取量的六〇%的速度持續一〇～一五分鐘，肌力訓練一〇分鐘的運動，一週做五次，持續三週，到底會增加多少基礎代謝量」的實驗。

結果發現持續運動的人，基礎代謝量平均增加二〇〇～三〇〇大卡。三〇〇大卡即四十五分鐘的慢跑，一回合網球單打所消耗的熱量，相當於兩碗飯的熱量。

實驗證明，只要持續步行，即使不必做激烈運動或限制飲食，也能自然消耗掉三〇〇大卡的熱量。

步行時，運動中的體溫會升高至三八度以上，能夠降低體內脂肪合成酵素的作用，創造一個不容易形成脂肪的體質。

因此能以科學的理由說明「步行」能夠減肥。

步行測量完成了日本全國第一本地圖

伊能忠敬在一七四五年出生於日本上總國山武郡，是位釀酒店的老板，他致力於鑽研學問，五〇歲時到江戸，跟隨天文學家高橋至時學習天文學。

五五歲時，想要測量蝦夷地。在一八〇〇年四月十九日的早上，從江戸深川出發，每天正確地走十二里。根據紀錄顯示，他的一步是七十二公分。花了十七年的時間，用自己的腳來測量日本各地，完成最初的日本全國地圖，留下了歷史上的豐功偉業。

利用皮下脂肪的厚度了解健康度

應該擔心的不是體型，而是成人病

「雖然體重沒有增加，可是卻有小腹。」

「雖然不胖，可是褲子的腰圍變緊了。」

這樣的中年男性並不少。

女性通常則是「下腹部的肉鬆弛」、「雙臂鬆弛」。

發胖時，最明顯的是體型。如果擺在店面的雜誌特別企劃一些減肥特輯，相信大家都會翻閱一下。尤其女性因爲追求時髦的關係，非常注意外觀，所以經常想「減肥」。

發胖的情形到底如何呢？不能夠進行主觀的判斷，只靠體重也無法當成正確的判斷資料。到底自己附著了多少多餘的脂肪呢？必須經由皮下脂肪的厚度正確地計算出來。

如果因此而了解到進入肥胖的範圍，再開始減肥也無妨。

但是如果妳的身體眞的附著太多的多餘脂肪而太胖，就必須要注意了。

肥胖是所有成人病的根源。

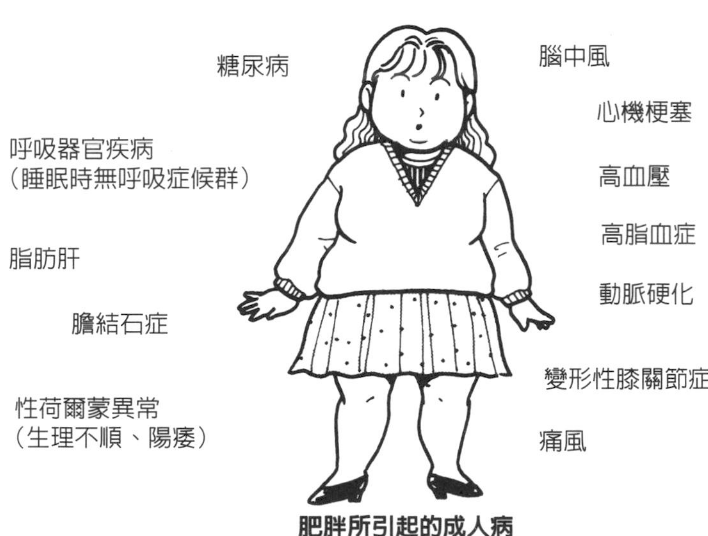

肥胖所引起的成人病

多餘的脂肪刺激血管，而導致高血壓、心臟病、腦中風，無法處理掉的糖分會引起糖尿病。脂肪積存在肝臟會成爲脂肪肝，而且也會提高罹患肝硬化的機率。全身的新陳代謝不良，從頭到腳罹患疾病的機率也會增加，所以肥胖的人容易罹患疾病，死亡率也較高。

換言之，在考慮維持健康的前提下，肥胖的確擁有很多不良的要素。

如果覺得自己太胖，不要只注意到體型或美容方面，而要以不製造疾病根源的想法努力減肥。

杜絕成人病的惡性循環

動脈硬化和肥胖會導致成人病

太胖的男性經常會玩笑似地說：「我就是成人病的最佳範例。」聽起來好像是個笑話。

換言之，有很多人在意太胖的問題，知道肥胖對於健康不好。也有很多關於健康的情報，知道肥胖是成爲成人病的原因，而且知道成人病非常危險。

談到成人病的原因，一般人都會聯想到動脈硬化與肥胖。而且兩者之間有密切的關係，常會引起惡性循環。

動脈硬化與各種疾病都有關

血管通常爲了使血液順暢地流動，內壁非常平滑，具有彈性。但是如果出現動脈硬化的現象時，血管變厚，變硬，內壁附著膽固醇和血小板等而隆起。

這種情形如果繼續下去時，會使血管內壁狹窄，血液循環不順暢，結果完全堵塞，

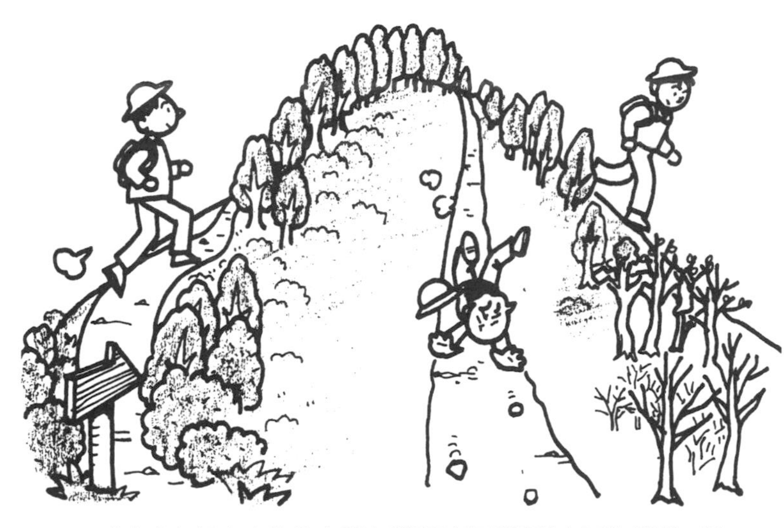

成人病有如在人生的山路上攀爬時突然掉落山下的情形一般

引起身體的各種毛病。

動脈硬化的原因很多，高血壓和糖尿病是其中之一。

高血壓的原因包括遺傳、鹽分攝取過多、過度疲勞、壓力等，當然也與肥胖有密切的關係。

發胖的身體血液無法送達各處，因此心臟必須以較高的壓力送出血液。

換言之，血管壁一直承受較高的壓力，又必須要增加血壓而引起惡性循環，因此促進了動脈硬化。

因肥胖而引起的糖尿病，是因爲對葡萄糖的利用和貯藏而言，必要的胰島素荷爾蒙分泌異常，無法充分處理葡萄糖。

尿中混合糖分而引起的糖尿病，這種疾

病容易出現腎臟病或網膜症等的併發症。

動脈硬化則是未處理掉的糖分成爲膽固醇，附著於血管而製造出來。如果糖尿病併發高血壓，更會加速動脈硬化的形成。

出現動脈硬化時，很可能會引起腦梗塞等腦中風，或者狹心症、心肌梗塞等心臟病。

尤其心臟病是因爲把營養送達心臟的血管阻塞，而導致心臟機能受損，最後導致全身都出了毛病。腦中風也一樣，會導致生命之虞。

多餘的脂肪會積存在內臟

引起高血壓和糖尿病的肥胖是因爲身體積存了多餘的脂肪而造成的。但是脂肪不只是積存在皮下，也會積存在內臟，而這種狀態又會對身體造成傷害。

以脂肪肝爲例，肝臟本來蓄積了少量的中性脂肪，大量增加時，會引起毛病而形成脂肪肝的狀態。

脂肪肝放任不管，就會變成肝炎或肝硬化。

此外，多餘的脂肪也可能引起痛風或膽結石、變形性膝關節症，半夜呼吸突然停止

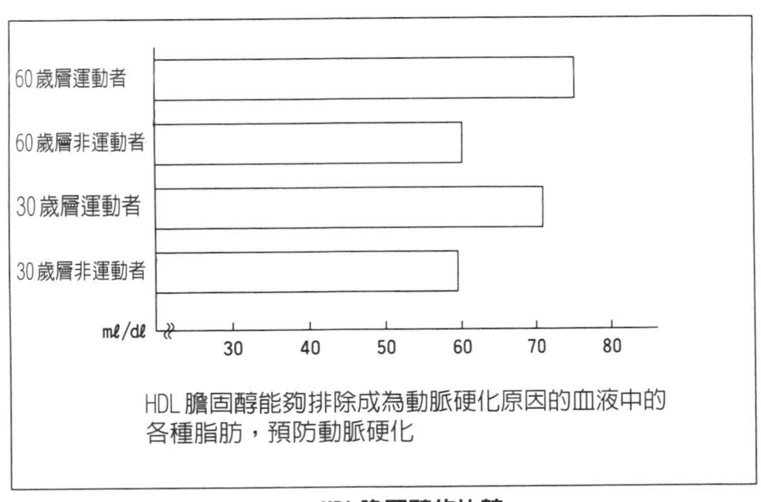

HDL膽固醇的比較

數十秒鐘的睡眠時無呼吸症候群，或是因爲性荷爾蒙異常，而導致月經不順或陽萎等症狀。

動脈硬化原本是血管老化現象，但是與年齡無關。如果攝取太多的膽固醇，或是壓力等原因，也可能會出現。

多餘的膽固醇蓄積在體內，或有壓力積存，可能原因在於運動不足。

此外，肥胖的原因也可能是運動不足，所以以某種意義而言，成人病的首要原因是運動不足。反之，要預防成人病，平常消除運動不足的現象是捷徑。

生活習慣檢查測試

①會注意不攝取太多的鹽分……□
②食物吃起來很美味……□
③不挑食……□
④標準體型……□
⑤不拘泥小節……□
⑥會注意不要抽菸過度……□
⑦避免每天喝酒，適量飲酒……□
⑧定期持續一〇鐘以上的運動或體操……□
⑨身體並無不適……□
⑩睡六小時以上……□
合計……□

YES、NO、測試。如果答案A是↓2分、有時↓1分、否↓0分，把分數填在各問題的□內。「生活習慣檢查診斷」見次頁。

0～5分

必須要改變生活習慣，充分注意健康。飲食和睡眠等日常生活出了問題，要多花點時間改善。

6～11分

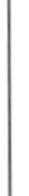

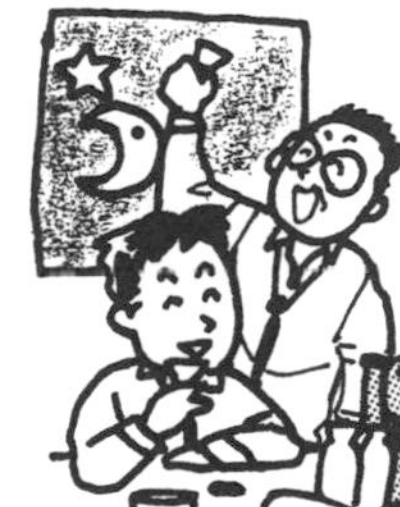

要注意健康。生活習慣有問題。應該避免偏食、睡眠不足、運動不足等，要再重新評估生活。

12～17分

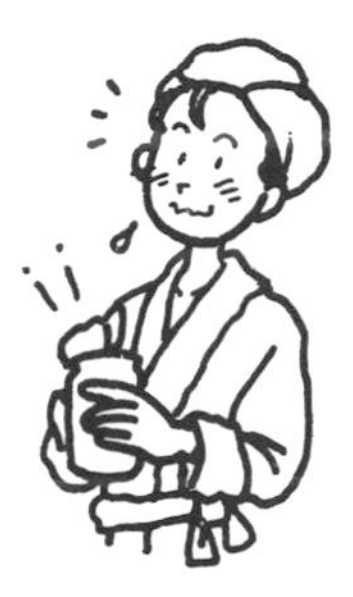

具有健康意識。現在雖然不必擔心，但是有可能出現問題。爲了高齡以後的健康生活著想，現在能做的要儘量做。

18～20分

過著留意健康的生活。身體很好，是非常好的狀態。今後還是要能維持這種狀態，持續保持健康。

利用運動鍛鍊身體

健康是由個人的努力與責任創造出來的

《養生訓》是貝原益軒（一六三〇～一七一四年）所著的江戶時代的書籍。其中敘述了關於長命法和健康法的許多想法，其中有一部分敘述「健康必須要靠個人的努力與責任來創造」，還說「爲了實行，每天都要活動身體和手腳」，這無疑是爲現代敲響的一聲警鐘。

我們一定要自行進健康管理，例如：身體不好時，要吃藥，看醫生。但眞正的健康管理不是治療疾病，而是創造一個不罹患疾病身體。要創造一個健康的身體，就必須要鍛鍊，也就是要運動。

運動不足不只會造成肥胖，對於心臟等循環器官會造成重大的影響。由圖表可知，平常不運動的人光是爬樓梯就會使心跳數上升，這證明了心臟功能減退。四十五～六十四歲時，循環器官系統的疾病最多，而循環器官系統的疾病代表高血壓毛病引起的，找尋其原因，大都與運動不足有關。換言之，即使不肥胖，運動不足本身也會成爲成人病

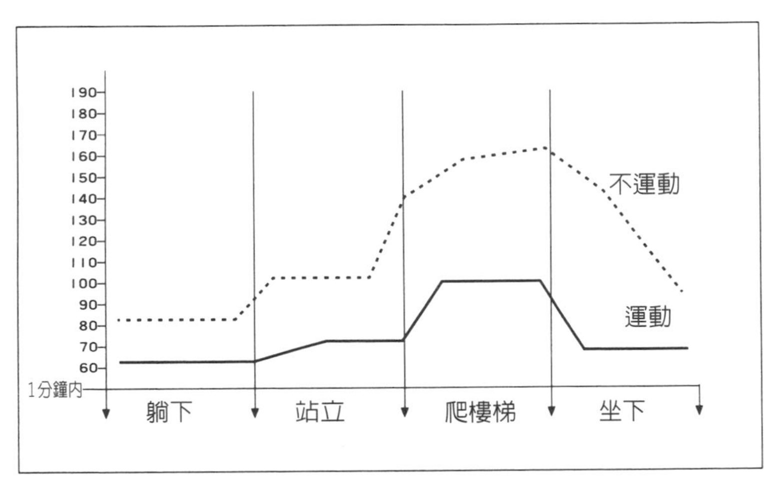

運動者與非運動者的心跳數

的原因。

現代人最明顯的運動不足，就表現在步行不足上。尤其在都市中，隨便走幾步就有公車站，根據調查顯示一次步行距離都在四○○公尺以下。

交通工具普及而又方便，所以現代人的生活如果不留意要常運動，立刻就會陷入運動不足的狀態中。

在這一點上，有氧步行不需要特別的時間，只要每天利用通勤和購物的時間持續進行，對身體不會造成勉強，而且最適合消除運動不足的現象。

運動不足度測試

①爬樓梯時會喘氣……□
②一出門就坐車……□
③突然走路或長時期走路時，膝和腰會疼痛……□
④走路速度與同年的人相比太慢……□
⑤假日時，在家中看電視來打發時間……□
⑥乘坐電梯時，不知道該先伸出那隻腳而猶豫不決……□
⑦肩膀痠痛，手腳冰冷……□
⑧腳容易浮腫……□
⑨會不經意地大吼或嘆氣……□
⑩前天的疲勞難以消除……□
合計……□

YES、NO測試。如果答案是→2分，有時爲→1分，否爲→0分，將分數填在問題的□中。「運動不足度檢查診斷」見次頁。

0～2分

沒有問題，適當運動是創造健康的基本。不要掉以輕心，要繼續保持現在的狀態。

3～8分

可以增加一些運動。狀態大致不錯，但是要做一些有效的運動。一週運動兩次以上或重新評估運動的方法都不錯。

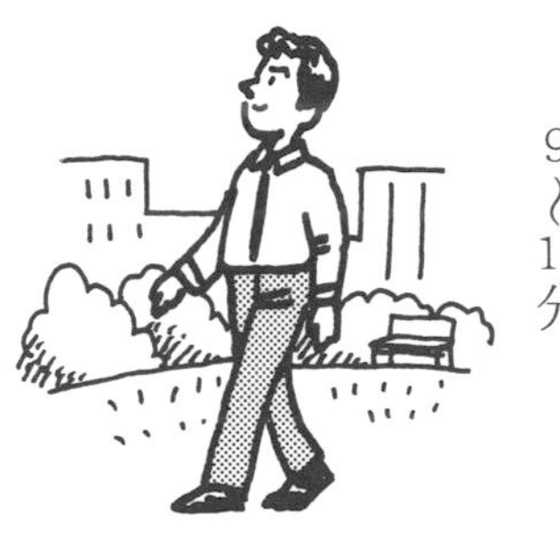

9～14分

運動稍嫌不足。雖然每天都很忙碌，還是要積極地抽出時間來運動，可以利用通勤時的零星時間開始進行有氧步行。

15～20分

運動絕對不夠。再這樣下去會影響身體，不可以立刻做激烈運動，但是可以做速度較慢的有氧步行。

運動不足與壓力的關係

自律神經的平衡紊亂

公司或家庭等壓力因素都存在於我們的日常生活中。

也許本人感受不到壓力，但是認眞且責任感極強，希望盡早完成事務的人（醫學上稱爲A型。反之，B型的人則比較優閒，會貫徹自我步調的人，與血型無關）會敏感地感受到壓力。當壓力過剩積存時，會影響自律神經。

不受知覺或意識等的影響，能夠自主的自律神經是調節消化（腸胃）、循環（心臟、血管）、呼吸（肺、氣管）、排泄（腎臟）等全身營養及代謝功能的神經。

自律神經包括交感神經與副交感神經，例如腸胃，當交感神經緊張時，功能減緩，胃液的分泌減少。當副交感神經緊張時，功能反而會加快，分泌會增加，即當一方緊張時，另一方會放鬆，相互產生作用而取得平衡。壓力則會使自律神經的平衡紊亂，而引起自律神經失調症。一旦自律神經紊亂時，會出現頭重、心悸或喘氣、手腳發麻、下痢、便秘等各種症狀。

利用有氧步行消除壓力

步行具有消除焦躁等壓力的作用。

有氧步行的目的是爲了把大量的氧吸收到體內。氧當然會送達至腦，藉著步行而活化性的肌肉也會對腦造成刺激。因此腦細胞能旺盛地發揮作用，使頭腦運轉迅速而提高「愉快指數」。而且像有氧步行以稍快的速度走路，體溫會上升至三十八～四〇度左右，使體內細胞能夠旺盛地發揮作用。全身細胞都能活性化，創造一個充滿活力的身體。持續進行就能發散壓力，使精神狀態好轉，自律神經穩定化。

走路方式每天三〇～六〇分鐘，決定走路的時間。即使因爲工作而稍微感到疲倦時，也不要乘車，要稍微快步走。工作結束以後，回到家的時間可能已經太晚了，但是還是要儘量多走路。不過不要在非常飢餓的時候走路。最初可能會覺得很痛苦，不過自行決定目標來實行，有助於身心抵擋壓力。

壓力度檢查測試

①總覺得身體倦怠……□
②覺得內臟，尤其是胃疼痛……□
③最近開始覺得討厭自己……□
④外出時，會擔心忘了些東西而感到不安……□
⑤焦躁，有時候會向人發脾氣……□
⑥一天的疲勞會殘留至翌日，無法消除……□
⑦不想要進食……□
⑧有時候會陷入沈思中……□
⑨最近對於自己的將來感到不安……□
⑩懶得與他人見面……□

合計……□

YES、NO測試。如果答案是→2分、有時爲→1分、否→0分，把分數塡在問題的□中。「壓力度檢查診斷」見次頁。

0～5分

能巧妙地發散壓力，只要能維持現在的生活即可。

6～10分

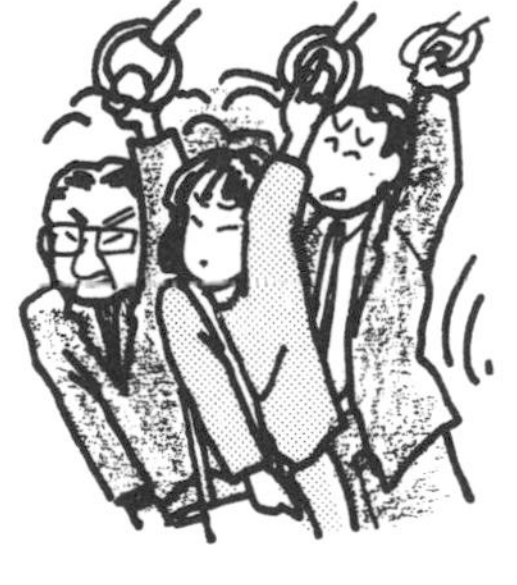

稍微積存了壓力，可以利用餘暇從事一些興趣或運動，趁著現在發散壓力吧！

11～15分

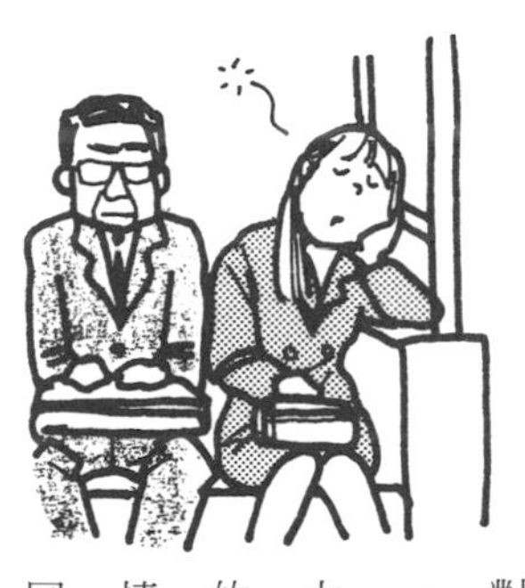

壓力積存，快要對身體造成影響了。一定要有積極發散壓力的時間。趁著工作的空檔稍微轉換心情，就會出現截然不同的狀況。

16～20分

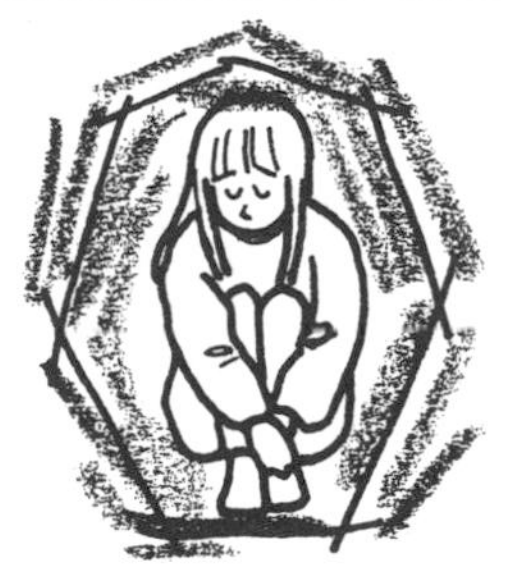

壓力積存得相當嚴重。對於事物的想法不要太消極，要讓自己更快樂些。好好地休養，放鬆是必要的。

與其考慮「吃什麼？」不如考慮「該怎麼吃？」

飲食是營養與人的平衡

想要減肥時，很多人都會考慮飲食的問題。不攝取脂肪或糖分等熱量較多的食物，避免營養失調而努力減肥。但是飲食中最重要的是過著什麼樣的飲食生活。

三大營養素、維他命和鈣，都必須要仔細考慮攝取量的飲食，認爲是能夠「得到均衡營養的飲食」。但是這時最重要的是應該考慮「得到營養素的平衡」。因爲是否能夠眞正得到營養的平衡，必須要看飲食中所含的營養素的量。

換言之，吃營養素的人要和必要的營養素量之間達到均衡度。

許多人聚集在餐桌前，可是不見得完全需要相同的營養素。

例如：一家人中，父親和兒子所需要的營養素就不同。晚餐時吃漢堡，父親和兒子不能吃大小相同的漢堡。經常坐辦公桌和在外跑的人，對於飲食的要求會產生不同的變化。換言之，同樣是擺在餐桌上的料理，對能吃這些菜的人而言，是否能夠取得營養的均衡會造成很大的差距。

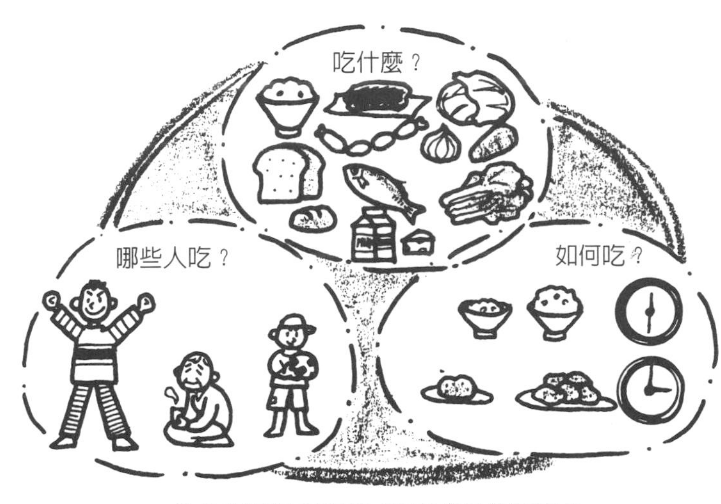

飲食生活必須考慮「吃什麼？如何吃？」

因此不要只想到「吃什麼」，而要想到「怎麼吃」。兩者配合才能成爲正確的飲食生活，所以在何時吃多少，何種體力、年齡、性別的人在進食，都是飲食必須考慮的問題。

避免肥胖的飲食生活

飲食的次數與體重有關。次數較少的人容易胖。例如：相撲選手延長空腹時間，一天吃兩餐，每餐都吃很多的方法，就會增加脂肪而發胖。

此外，用餐時間也必須注意。歐美人晚餐或晚餐後因爲吃甜點而發胖。同樣是吃蛋糕，但是如果是在睡前吃，全都會成爲熱量而蓄積下來。

飲食習慣檢查測試

①吃八分飽即可……□
②考慮食品的搭配組合來吃……□
③一天三餐好好地吃……□
④常吃胡蘿蔔、菠菜等黃綠色蔬菜……□
⑤常吃白蘿蔔、高麗菜等淡色蔬菜或水果……□
⑥很少吃點心、宵夜……□
⑦充分攝取肉、魚、蛋、大豆製品等蛋白質食品……□
⑧每天喝牛乳……□
⑨注意不攝取太多的甜食或油膩的食物……□
⑩注意料理的口味要淡些……□

合計……□

YES、NO測試。如果答案爲是→2分、有時→1分、否→0分，把分數填在問題的□中。「飲食習慣檢查診斷」見次頁。

0～5分

飲食生活有了問題。只吃愛吃的食物，並且不注意時間進食，當然對身體不好。所以必須要改善菜單和飲食時間。

6～10分

飲食生活似乎有問題。現在身體似乎沒問題，但是隨時都可能會發生問題，要充分攝取維他命、鈣質等。

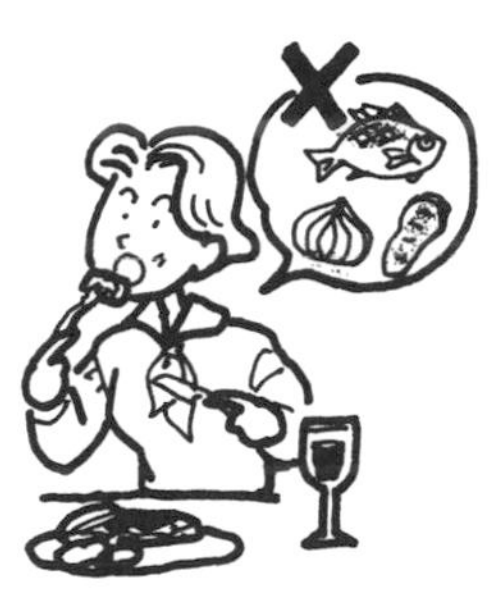

11～15分

最好重新評估飲食生活，了解是否有偏食的傾向，要均衡攝取各種食品。

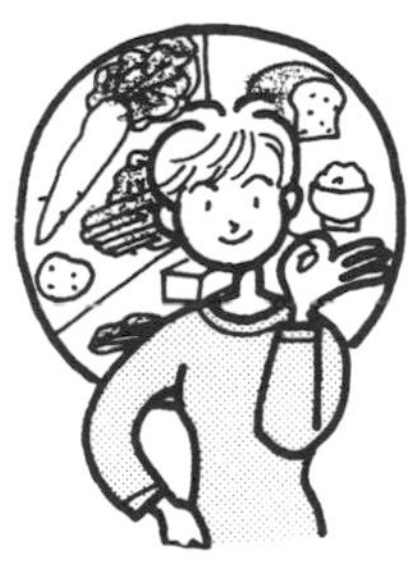

16～20分

是理想的飲食生活，要保持目前的狀態。此外，對於食品要有所認識，以便應付今後環境或身體的變化。

危險減肥法！

實際證明飲食限制的可怕

實驗是以體重約一〇〇公斤，體脂肪率達廿五％以上的人二十五位分爲A、B兩組來進行的實驗。A組的人一天限制飲食爲八〇〇大卡，持續實行八週；而B組的人與A組同樣進行飲食限制，但是一天要進行三〇分鐘的有氧步行。

八週以後測量體重，只限制飲食的A組平均減少九公斤的體重，而限制飲食且同時進行有氧步行的B組則減輕了十公斤的體重。由此結果看來，也許會認爲只要限制飲食就能夠達到充分的減肥效果，所以不需要運動了。

但是問題是消失掉的體重的情形。B組減去的十公斤全都是脂肪燃燒掉而減輕體重。A組減去的九公斤體重只有四公斤是脂肪，其餘五公斤都是內臟和肌肉萎縮所致。

只靠飲食來減輕體重，結果體重減輕了，身體卻可能留下危險的後遺症。這實驗結果讓我們了解到這項事實。

第4章

依各種目的而擬定提升效果的計畫

擬訂步行計畫

適合每個人的步行「處方箋」

實行有氧步行必須要有計畫。計畫就和醫師所寫的處方箋一樣。要考慮個人的生活、周圍的環境、年齡、現在的體力等等，而計算出多少的強度、距離、時間等等的「步行處方」。

要擬定計畫有四大條件。第一是步行的強度，具體而言即一分鐘前進一定距離的速度和頻率數。第二是應該持續達多久的持續時間條件。第三則是一週要達幾次，即關於頻度的條件。第四條件是活動的休息，與其每天走還不如一週中有幾天走，幾天休息。這才是身體容易習慣於運動的休息。要訂立計畫必須巧妙地組合四大條件，擬定一個適合身體的計畫。

效果取決於步行速度

有氧步行的效果是由步行強度，即走路的速度來決定。要測量步行強度就要調查使多少體力來走路（體力動員率）。通常在無意識中慢慢地走時，體力動員率爲一五％。快步走時爲五〇％。如果要提升步行效果需要三〇％的體力動員率，即男性的速度每分鐘約九〇公尺，女性每分鐘約八〇公尺。

此外，步行的效果與步行的持續時間有關。脂肪中吸收氧到燃燒爲止需要花一段時間，所以在剛開始走路時就停止，無法達到步行的效果。配合體力動員率來考量，所以體力動員率達到五〇％（快步走時），需要走三〇～六〇分鐘。如果是四〇％爲六〇～九〇分鐘，三〇％則要持續走六〇～一二〇分鐘。

只要數心跳次數和呼吸數就可以檢查出體力動員率。例如：安靜時心跳次數每分鐘七〇次的人，如果想要保持有氧步行時，一分鐘的速度九〇公尺的強度，要使心跳次數達到一二〇～一三〇次。

以呼吸數爲標準更簡單了。如果喘氣到無法一邊走一邊和同行者聊天，表示太強烈了。換言之，速度太快或走得太久，有必要修正一下。

在毫不勉強的情況下持續進行決定好的計畫

爲了減肥或創造體力，或者想要消除高血壓或糖尿病等，步行的目的都不同。計畫當然要配合目的和體力等，訂立一個適合自己的計畫。以下爲各位介紹各症例別建立計畫的重點和五〇歲男女的計畫例。以這些例子作爲參考來建立自己的計畫吧！

最初必須要客觀地調查自己到底具有多少程度的體力。心跳數、平常運動的頻度、年齡、體重與身高、是否抽菸等都會造成影響。先以心跳數作爲標準。安靜時測量一分鐘的脈搏跳動次數，八〇以上是「無體力」，六〇～七九爲「普通體力」，五九以下是「有體力」。考慮這些要素來判斷自己的體力到底到達何種程度。

從步驟1開始，能夠輕鬆進行以後，再進入下一步驟。

此外，健康的人如果爲了增進體力而想要建立步行計畫，也可以作爲參考。

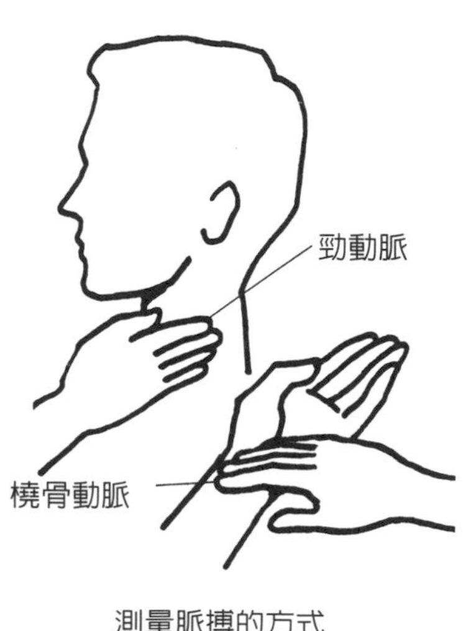

測量脈搏的方式

週	29歲以下			30～39歲			40～49歲			50～59歲			60歲以上		
	距離 (km)	時間 (分:秒)	次數 (次/週)	距離 (km)	時間 (分:秒)	次數 (次/週)	距離 (km)	時間 (分:秒)	次數 (次/週)	距離 (km)	時間 (分:秒)	次數 (次/週)	距離 (km)	時間 (分:秒)	次數 (次/週)
1	1.5	15:00	5	1.5	17:00	5	1.5	19:00	5	1.5	19:30	5	1.5	18:30	每日
2	1.5	14:00	5	1.5	16:00	5	1.5	17:00	5	1.5	17:30	5	1.5	18:00	每日
3	1.5	13:30	5	1.5	15:00	5	2.5	25:00	5	1.5	16:30	5	1.5	17:30	每日
4	2.5	22:00	5	1.5	14:00	5	2.5	23:30	5	2.5	25:30	5	1.5	17:00	每日
5	2.5	21:00	5	2.5	23:00	5	3.2	31:00	5	2.5	24:30	5	1.5	16:30	每日
6	2.5	20:30	5	2.5	22:00	5	3.2	30:00	5	2.5	23:30	5	1.5	16:00	每日
7	3.2	28:00	5	2.5	21:00	5	4.0	38:00	5	3.2	32:30	4	1.5	15:30	每日
8	3.2	27:30	5	3.2	29:00	5	4.0	37:30	5	3.2	31:30	4	1.5	15:00	每日
9	3.2	27:00	5	3.2	28:30	5	4.0	37:00	3	4.0	38:30	4	↓	↓	↓
10	4.0	34:00	5	3.2	28:00	5	4.0	36:30	3	4.0	37:30	3	↓	↓	↓
11	4.0	33:30	2	4.0	35:30	3	4.0	36:00	3	4.0	37:30	3	↓	↓	↓
12	4.0	33:00	2	4.0	35:00	3	4.0	35:30	3	4.0	36:30	3	↓	↓	↓
13	↓	↓	↓	4.0	34:30	2	4.0	35:00	3	4.0	36:00	3	↓	↓	↓
14	↓	↓	↓	4.0	34:00	2	4.0	34:30	3	↓	↓	↓	↓	↓	↓
15	↓	↓	↓	↓	↓	↓	↓	↓	↓	↓	↓	↓	↓	↓	↓

資料・健仁堂研究所　　健康者的計畫範例　　距離・時間一次的標準範例

想要消除肥胖者的計畫

肥胖與所有的成人病都有關，放任不管可能會引發危險的疾病。太胖的人或擔心自己有點胖的人可以把肥胖視爲是一種疾病，努力消除肥胖。

這計畫是爲了即使現在沒有特別的疾病，但是爲了消除肥胖爲目的而訂立的計畫。上下班時平常會走二〇分鐘的人只以普通的方式走路，無法使大量的氧進入體內。此外，如果遇到紅綠燈而停下來，會減少運動效果，即無法消除運動不足的現象。通勤時間就可以加入有氧步行的運動或另找時間進行有氧步行。

●基本處方

・時間——以一次三〇～四〇分鐘爲目標。
・強度——因個人的體力差而有不同的差距，速度以走三〇～四〇分鐘仍臉不紅氣不喘爲目標。
・頻度——以一週進行三次以上爲原則。
・活動的休息——如果連續一週都運動也無法提升效果，因此在中途必須加入休息日。

計畫例（50歲以上略胖者）

男性

體力＼步驟		1	2	3	4	5
無	距離	8	8	9	9	9
	時間	150～	150～	160～	160～	170～
	速度	～50	～50	～50	～50	～50
普通	距離	10	10	10	11	11
	時間	140～180	150～180	150～190	160～190	170～200
	速度	60～70	60～70	60～70	60～70	60～70
有	距離	12	12	13	13	14
	時間	140～180	150～180	150～190	160～200	170～200
	速度	70～80	70～80	70～80	70～80	70～80

女性

體力＼步驟		1	2	3	4	5
無	距離	8	8	8	9	9
	時間	190～	200～	200～	210～	210～
	速度	～40	～40	～40	～40	～40
普通	距離	10	10	10	10	11
	時間	160～230	170～230	170～240	180～240	190～250
	速度	40～60	40～60	40～60	40～60	40～60
有	距離	12	12	13	13	13
	時間	170～200	170～210	180～210	180～220	190～230
	速度	60～70	60～70	60～70	60～70	60～70

距離＝一週內的目標（km），時間＝一週內的目標（分），速度＝m/分

略胖的狹心症者的計畫

日本僅次於癌症死亡率的是血液不足的心臟疾病。原因也是肥胖，而動脈硬化等使得把營養送達心臟的血管出了毛病，而引起狹心症或心肌梗塞等。

歐美這一類心臟疾病的患者非常多，成爲嚴重的社會問題，而且在各種治療法上下工夫，其中之一就是步行。

的確，這疾病有隨時發作的可能性，因此在運動療法上應徹底充分地考慮，所以在國內並沒有採用這樣的治療方法。只要不是過度相信自己的身體，以緩慢的步調來進行，就能夠達到治療效果。

但是開始運動時，一定要和醫生商量。

●基本處方

・時間——優閒的步調延長時間。

・強度——全力的五〇%～六〇%左右。詢問醫師心跳數等的上限，配合上限來斟酌強度。

・活動的休息——覺得身體不適時，要趕緊中止運動。

計畫例（50歲以上略胖的狹心症患者）

男性

體力 ＼ 速度（時間）		1 (20)	2 (20)	3 (25)	4 (25)	5 (30)
無	距　離	～1300	～1500	～1600	～1800	～2000
	速　度	～70	～70	～70	～70	～70
普通	距　離	1300～1700	1500～1800	1600～2000	1800～2300	2000～2500
	速　度	70～80	70～80	70～80	70～80	70～80
有	距　離	1700～	1800～	2000～	2300～	2500～
	速　度	80～	80～	80～	80～	80～

女性

體力 ＼ 速度（時間）		1 (20)	2 (20)	3 (25)	4 (25)	5 (30)
無	距　離	800～1200	～1300	～1400	～1600	～1800
	速　度	～60	～60	～60	～60	～60
普通	距　離	1200～1400	1300～1600	1400～1700	1600～1900	1800～2100
	速　度	60～70	60～70	60～70	60～70	60～70
有	距　離	1400～	1600～	1700～	1900～	2200～
	速　度	70～	70～	70～	70～	70～

距離＝m，時間＝分，速度＝m/分

略胖的糖尿病患者的計畫

糖尿病可能與遺傳有關，但是如果是後天發病，大都是肥胖所引起的。一旦發病以後很難治癒，放任不管會不斷惡化。此外，因為引起血管障礙，可能會引起腦中風、心臟病、網膜症等各種併發症，也可能會損害神經系統。

糖尿病治療中，患者本身能進行的有兩種，一種是食物療法，另一種是運動療法。糖尿病大都是肥胖所造成的，所以減肥具有非常重要的意義。

糖尿病患者進行步行時，能夠使血液中多餘的葡萄糖燃燒，促進體內胰島素的利用，調整血糖值。因此步行可以說是糖尿病運動療法的優秀菜單。

但是不要任性而為，開始的時機和做法等，原則上一定要和醫師商量。

●基本處方

訂立計畫時，強度和頻度都是重要的要素。因為具有個人差，不能一概而論。如果進行錯誤，有時候反而會使血糖值升高，所以必須充分注意。

計畫例（50歲以上略胖的糖尿病患者）

男性

體力 \ 步驟		1	2	3	4	5
無	距離	～800	～800	～900	～1300	～1800
	時間	5	5	5	5	10
	速度	～50	～60	～60	～60	～70
普通	距離	800～1000	800～1000	1200～1500	1700～2100	2000～2500
	時間	5	5	5	10	10
	速度	50～70	60～70	60～70	60～80	70～80
有	距離	1600～	1700～	2200～	2400～	3000～
	時間	10	10	10	15	15
	速度	70～	70～	70～	80～	80～

女性

體力 \ 步驟		1	2	3	4	5
無	距離	～700	～700	～800	～1200	～1600
	時間	5	5	5	5	10
	速度	～50	～50	～50	～60	～60
普通	距離	700～900	800～900	1100～1300	1500～1800	1800～2100
	時間	5	5	5	10	10
	速度	50～60	50～60	50～60	60～70	60～70
有	距離	1400～	1400～	1900～	2000～	2600～
	時間	10	10	10	15	15
	速度	60～	60～	60～	70～	70～

距離＝一天的目標（m），時間＝一次的目標（分），速度＝m/分

略胖的高血壓、低血壓患者的計畫

●高血壓患者的基本處方

・速度、時間——最初以全力的六〇%的速度步行一五分鐘，然後以接近全力的八〇%的速度步行一〇分鐘。血壓會下降二〇～三〇左右。

高血壓的人突然快步走，血壓會上升，所以要注意慢慢地增加速度。以這種步調走路，藉著緩和的運動能夠使血液循環到達末梢的血管。減少了心臟的負擔，血壓也不會上升。

●低血壓患者的基本處方

・速度、時間——先以全力的七〇%的程度走一〇分鐘，然後把速度減慢爲六〇%，走一〇分鐘，便能使血壓上升一五左右。

・活動的休息——「快步走」和「散步」交互進行。

低血壓的情形與高血壓相反。突然快步走會提高交感神經的緊張，使心臟功能旺盛。結果能促進全身血液循環，使血壓上升。

計畫例（50歲以上略胖的高血壓患者）

男性

體力＼步驟		1	2	3	4	5
無	距離	8	8	8	8	10
	時間	150～	140～	120～	110～	130～
	速度	～50	～60	～70	～70	～80
普通	距離	10	10	10	11	11
	時間	140～180	130～160	120～150	130～160	120～150
	速度	60～70	60～70	70～80	70～90	80～90
有	距離	12	12	12	14	14
	時間	140～180	130～160	120～150	130～160	120～150
	速度	70～80	70～90	80～100	90～110	90～120

女性

體力＼步驟		1	2	3	4	5
無	距離	8	8	8	8	10
	時間	190～	170～	160～	150～	170～
	速度	～40	～50	～50	～50	～60
普通	距離	10	10	10	11	11
	時間	160～210	150～210	140～190	150～200	140～190
	速度	40～60	50～60	50～70	60～80	60～90
有	距離	12	12	12	14	14
	時間	170～200	150～190	140～170	150～180	140～160
	速度	60～70	70～80	70～90	80～90	80～100

距離＝一週內的目標（km），時間＝一週內的目標（分），速度＝m/分

有氧步行有效！

運動是我的「胰島素」

T．O女士、六〇歲、女性、糖尿病（胰島素非依賴型）

數年前，接受定期健康診斷，發現了糖尿病。父親因糖尿病惡化，因尿毒症而死亡，因此這結果使我深受打擊。後來暫時採用食物療法和服用藥物來觀察情形，可是經常出現低血糖的症狀，因此決定住院。

住院第五天，醫生介紹我到健康增進中心進行體力診斷測試。當時我是體育保健教師，對於自己的體力很有自信。但是測試結果卻顯示是五〇～五五歲的體力年齡。尤其持久力和柔軟性顯著衰退，而且蓄積了四．五公斤的多餘脂肪。與進行糖尿病的診斷時同樣讓我深受打擊。可是當天就開始展開了我控制血糖值的漫漫長路。

出院以後，在中心拿到步行計畫的處方，以這樣的速度走三〇分鐘，做伸展運動。同時食量也減少一半，熱量限制爲一三〇〇～一四〇〇大卡。不久之後，血糖值穩定，體重減輕。兩個月內，體力能夠發揮二〇～三〇歲時的體力。

現在完全不需要糖尿病的藥物，血糖値穩定。反省以往的生活，第一要過規律正常的生活，第二要進行適合體力的運動和食物療法。將來也不希望依賴胰島素，因此把運動當成胰島素，努力步行。

利用伸展運動和步行使腦中風的後遺症慢慢復原

K・M先生　五三歲、男性、腦溢血

兩年前因腦溢血而倒下，右半身不遂。心想「這是無可挽回的疾病，該如何度過今後的人生呢？」而感到很煩惱。自負爲一家的支柱而振作起來，而且得到周圍眾人的協助。兩個月後，自己能夠走路時就出院了。

但是回家以後無法工作。首先是腳無法用力，無法隨心所欲地行動。例如：在庭院中想要彎下腰來鋤草，卻翻了個大筋斗。慢慢走路時，突然右腳的力量消失，腳無力，右手臂也無法用力，整個身體倒下，因此覺得很難爲情。早上起來要走動，用左腳踩在地上要移動右腳時，右腳卻不聽使喚，越焦躁越站不起來。每天都出現這種情形，結果身體傷痕累累。

在朋友的介紹下，到了健康增進中心。從這一年年末開始，使用踏步器進行步行運動和伸展體操。步行運動方面，最初是從健康男性三分之一的速度開始，以一分鐘走三〇公尺的速度慢慢地步行。但是對我而言，這也是很辛苦的情形。伸展體操則是一個動作一分鐘以上，放鬆萎縮的肌肉。對我而言，這也是與痛苦的交戰。

現在我的體力已經到達同年齡以上的力量了。走路的速度為一分鐘七五公尺的普通步。從一年前開始做手指和手臂的伸展運動，因此已經可以從拿湯匙和叉子的飲食中解放出來，能夠拿筷子吃東西了。最近我終於可以嘗到飯的美味了。

消瘦且身體恢復年輕，心電圖恢復正常

Ｍ．Ｈ女士　五一歲、女性、心電圖異常（疑似狹心症）

一月初時，產生強烈的胸痛感，找醫師朋友診治。結果心電圖異常，疑似狹心症。年輕時我幾乎不運動，只是爬一爬樓梯就會拼命地喘氣，自覺到沒有體力，但是沒想到自己得了狹心症。醫生說為了治療需要做運動，於是在秋田紅十字醫院拿到步行的計畫處方。

當時我的身高一五五公分，體重五八．五公斤，體脂肪率為二六％。即體重中有一

五公斤是脂肪，是明顯的肥胖現象。將營養送達心臟的血管流通不順暢，因此不算是非常危險的狹心症，使我暫時感到安心。如果放任不管可能導致心肌梗塞，因此還是必須要積極運動。

得到的處方是第一～三週以每分鐘三〇～四〇公尺的速度，一週三次，每次步行二〇分鐘——即散步的程度。第四～八週時，爲每分鐘三〇～四〇公尺的速度，步行二〇分鐘，一週四次。第八週以後，慢慢增加步行的速度。實行以後，在第二五週時做體力測定時，體重爲五四公斤，體脂肪減少三公斤。心電圖無異常，身體恢復了年輕。

最初在醫院檢查時，因爲兒子就職的問題而備受壓力，現在藉著步行而發散壓力，也有助於轉換心情。

慢慢走完全治好了肩膀痠痛和腰痛

T．W先生　六九歲、男性、肩膀痠痛．腰痛

我是在警察廳工作的警察，將近五〇歲時開始出現肩膀痠痛和腰痛的煩惱。這時爲了保持體力而開始慢跑。慢跑只是在道路上跑而已，不會浪費錢，在工作之餘輕鬆地跑，最適合我了。

我和妻子一起跑，參加市民馬拉松賽。也去參加海外的大賽，眞正享受到跑步的樂趣。但是到了六十五歲退休以後，跑步對身體形成了負擔。因爲喜歡跑步且完全不會感受到精神的痛苦，可是身體無法適應也是無可奈何的事，所以只好把跑步改爲步行。

現在一天以走一〇公里爲目標，變換爲邊跑邊走的方式來運動。並沒有決定好的走路或跑步的比例，以及時間，會因當天的心情和身體狀況而改變。不過大多數的時間都像烏龜一樣，以緩慢的步調走路。有時候也會做一些屈伸運動等，以一天一小時左右。妻子也和我一起進行，我們邊運動邊賞花香鳥語，心情非常愉快。

開始步行以後的第三年，成爲運動關鍵的肩膀痠痛和腰痛就消失了。現在也不再覺得疼痛了。

如果現在要我開始運動，我一定會選擇步行而不是慢跑。因爲我覺得這是適合我們這些年紀的人的運動。收下顎，大幅度擺動手臂，以自己的步調來散步，可以輕鬆地開始進行。

因洗腎而喪失的體力恢復了

M・H先生、五六歲、男性、腎不全

一五年前，因腎不全而摘除右腎。一〇年前一週三次進行洗腎。腎臟病患者最好是靜躺休息，我在下班以後就會躺著休息。結果原本因登山而鍛鍊的腳的肌肉失去了韌性，變得鬆鬆軟軟的。而且沒有體力，僅僅爬到自宅的二樓就喘氣喘個不停。

兩年前，我清楚地得知自己的體力已經不行了。打算到公營的運動中心進行健康檢查的朋友邀請我一起去。我想想現在也應該了解自己的身體狀況，因此和他一起去。結果體力比我想像中的更差。

我感到非常失望，覺得再這樣下去實在不行。爲此而感到煩惱時，在運動中心的醫師建議下開始步行。步行對身體不會造成負擔，我覺得很適合我。我下定決心開始步行看看，當天便拿回了計畫處方，即慢慢走（龜步）一〇分鐘的處方。當時對我而言這是可以進行的運動量。

後來一週步行兩次。一年後能夠持續走三〇分鐘，體力恢復了。此外，血壓也產生很大的變化。以前收縮壓爲一八〇，舒張壓一〇〇～一二〇，而現在則爲一五〇和一〇〇以下（正常值的收縮壓爲一〇〇～一四〇，舒張壓爲六〇～九〇）。脈搏跳動也接近正常，稍微活動一下也不會覺得心跳加快。

現在一週一次，在運動中心以四〇分鐘的速度走三公里，也使用騎自行車和划槳的機械。此外，星期天也參加運動中心所主辦的星期日步行，在屋外走二～三公里。現在不再喘氣，爬樓梯也沒問題。連十三公里的接力賽也能走完全程。我覺得實行步行運動實在太好了，現在完全不再接受洗腎的治療了。

夫妻一起走路，消除高血壓和低血壓的毛病

M·K先生、七八歲、男性、高血壓

工作時常以車代步，下班以後也乘坐計程車。一天步行的機會並不多。腳的力量逐漸衰退，經常被階梯或小石子絆倒。

因此考量要開始做運動。我從四〇歲開始血壓較高，退休時收縮壓爲一八〇，必須要服用降壓劑，因此我找不到能安心進行的適當運動。剛開始時我考慮到不知道可以不可以慢跑，但是還是感到有點擔心。這時妻子透過朋友知道日本海龜協會的存在，於是我們夫妻倆都開始對步行產生了興趣。

最初參加步行之友聚會時，協會的醫師也給了我步行的處方。於是我們把以往進行的慢跑更換爲步行。

我的步行速度一分鐘一〇〇公尺，身體好時一分鐘可以走一一〇～一二〇公尺。妻子一分鐘可以走九〇～一〇〇公尺。醫師也指導我們走路「心跳次數不可以超過哦」，遵守原則來走路，以四拍子的節奏來走路最舒服。

開始使用龜步持續走二～三年，我的高血壓和妻子的低血壓全都消除了。現在我的收縮壓在運動前爲一四〇～一五〇，運動後爲一三五，非常穩定。

現在我們夫妻倆還會參加步行大會，腳步穩健。步行可以說是爲我們管理健康的主治醫師。

腦溢血的後遺症和骨質疏鬆症的疼痛都消失了

M・O女士、六二歲、女性、腦溢血・骨質疏鬆症

兩年前因爲腦溢血而住院二十五天。當時因爲腦溢血的緣故，血壓異常，並出現頭痛、肩膀痠痛等症狀，但是後來都好轉了。由於腦溢血是導致癡呆的原因，因此出院時醫師建議我要充分使用頭腦，而且要步行。大量步行能夠促進血液循環，而且也能夠盡可能改善腦溢血的後遺症。

出院後，趕緊開始步行。每天下午三點鐘開始走一個小時，爲了避免對足腰造成負

擔，而穿比較厚的鞋子。而且一定走在泥土路上。步行的速度是對自己而言最舒適的速度，也許別人會覺得太慢了也說不定。

此外，下雨天不能夠在戶外走路的時候，就在家中來回踱步；或在墊子上踏步。總之，在必須步行的日子絕不休息，可是絕對不能夠勉強自己，才能夠持續下去。

開始步行後半年，容易熟睡，血壓穩定，頭痛和肩膀痠痛的現象都消失了。令我想不到的是從去年以來，一直讓我感到煩惱的腰和背部疼痛的原因，骨質疏鬆症也治好了。嚴重時，甚至無法抱孫子，無法拿重物。後來發現自己不再覺得疼痛，而感到又驚又喜。

只靠藥物和鈣質無法治好的骨質疏鬆症，結果在醫師的建議下，只是走路就治好了。而且效果出現時這麼快，眞是令我想不到。

這幾年來，我罹患了各種疾病，現在卻能藉著慢慢走路而保持健康。今後還想持續下去。

有氧步行Q&A

Q　通常我都很晚下班，不到晚上一〇點鐘都沒有休息的時間。日落後在住所附近走一圈可以嗎？

A　通常我會在交通量較少，空氣清新的清晨走路。

夜晚時不要走路的最大理由與睡眠型態有關。自律神經中，交感神經切換爲副交感神經時，引起了睡眠。但是如果進行有氧步行，體內新陳代謝旺盛，會使交感神經的功能旺盛。要使其平靜下來，需要花較長的時間。

晚上睡前二～三小時盡可能保持安靜，才能作好得到充足睡眠的準備。因此最好不要進行等積極活動身體的運動。

爲了消除疲勞而步行，充分做伸展運動等柔軟體操有助益。花一〇分鐘來做也無妨。

在日落後傍晚時分步行就沒有問題了。

Q 我有腰痛的毛病，疼痛時可以不步行嗎？

A 疼痛的話，不要勉強步行。疼痛的原因在於身體的歪斜，因此要先做伸展運動，去除疼痛以後再開始步行。

常有人問我「膝積水」的問題，所以應該要先抽掉水，再開始步行。可是如果覺得疼痛就不要勉強步行。

Q 走在柏油路上，擔心對膝會造成負擔。

A 最近，步行鞋已經開發出許多能夠吸收對於身體造成衝擊的好鞋子。來自地面的衝擊通常會由足踝到達膝、腰，這些鞋子能夠在腳底去除這些衝擊。利用這些鞋子就能夠保護膝。

到值得信賴的鞋店或百貨店的運動用品賣場，依照目的來選擇鞋子吧！

Q 夏天一大早就出現三〇度的暑熱日子，還要不休息地持續步行嗎？

A 步行時覺得很舒服是重點，絕不是總不休息，持續進行。

但是如果有想要步行的想法，可以戴上帽子遮陽或穿上長袖衣服，以免直接曝曬在陽光底下。穿一些通風而涼爽的衣服，花點工夫來步行。但是不要忘了邊走邊補充水分。即使邊走邊大量補充水分也無妨。

Q　有時候受到氣候的影響，在室內踱步也可以嗎？

A　在室內也具有充分的效果，在公寓或辦公室內也可以。不要擔心冷氣或暖氣的問題，以一〇分鐘爲目標來步行吧！

Q　一天花一〇分鐘在通勤途中走路，是否不足呢？

A　一〇分鐘是不是指不停止下來，持續走路的時間呢？在通勤途中不會遇到交通標誌嗎？國人在日常生活中，不停止而持續走路的距離，最長爲四〇〇公尺。四〇〇公尺大約是六分鐘的距離。

如果要利用有氧步行而達到效果，至少一次要持續一〇分鐘以上。要一邊吸收大量的氧一邊快步走。此外，即使還到紅燈時也不要停下來，要在附近來回踱步。直到綠燈時繼續前進。

Q 想在購物回家時進行有氧步行，請問這時可以拿幾公斤的重物呢？

A 這會因人而異，但是步行以後，腰部會產生緊繃感，或者應該要避免會造成肌肉痛的重量。如果有這些感覺，就表示東西太重了。

如果東西太多，最好是把步行當作強健肌肉的運動。一週另外進行兩次，才能減輕對於身體的負擔。

此外，最好是把行李揹著而不要拿在手上，因爲有氧步行的重點是腰的扭轉，要大幅度地擺動手臂才能夠扭轉腰。擺動手臂是步行的基本姿勢。如果因爲通勤或購物手上拿了一堆東西，很難步行的時候，最

水分與疲勞的關係如何？

運動後，體溫會上升。身體爲了保持正常範圍內的體溫，會流汗調整。

氣溫以及濕度都與夏天的條件相同，2度的上坡以時速六公里走五〇分鐘，休息一〇分鐘作實驗。連續進行了六小時。完全不喝水的被實驗者直腸溫度上升到三九・五度以上，非常地疲累。可是儘量喝水的其他被實驗者體溫上升得較少，直到最後都能愉快地步行。

因此補充流失的水分，是能夠舒適地持續運動的祕訣。

＊2度的上坡＝一〇〇公尺的距離上升了2公尺高度的坡道

好使用揹包把東西揹在背上。走路時儘量充分擺動手臂，就能夠進行最好的步行。

Q　有沒有開始進行有氧步行的最佳季節呢？

A　與季節並沒有特別的關係。想要開始走路時，就是你的最佳季節了，隨時都可以開始走。

第5章

體貼腳，注意鞋子

你的腳健康嗎？

檢查腳的健康

我們靠腳走路。爲了能夠健康地步行，觀察腳的狀況非常重要。通常很多人都不會注意腳。有些人頭痛時會吃葯看醫生，腳痛時卻放任不管。

開始進行有氧步行的人，要檢查水泡和長繭的情形，腳趾變形，腳趾疼痛，肌肉疲倦等腳的健康狀態。

步行時的重要三大關節

具體而言，「腳」有足和腳兩種說法。足和腳有何不同呢？具體而言，到底是指哪個部分呢？

足正確的部位是指足部，即從足踝到腳尖的位置；而腳則是指整個下肢。下肢大致可分爲大腿部、小腿部、足部。足部是指足，嚴格說起來，足包括在腳中。

腳有重要的三大關節，即連接腰部與大腿部的股關節，連接大腿部與小腿部的膝關節，以及連接小腿部和足部的距腿關節。這些關節具有連接骨與骨的作用。三個關節各自的活動方向和範圍都不同。股關節是能夠朝任何方向彎曲的多軸關節，而膝關節和腿關節則是只能朝同一方向彎曲的一軸關節。

彎曲關節能夠分散外界加諸的力量，保護身體免於大的衝擊。要進行有氧步行等運動，平常就要避免扭傷和受傷等，因此必須要了解關節活動的方向和範圍。

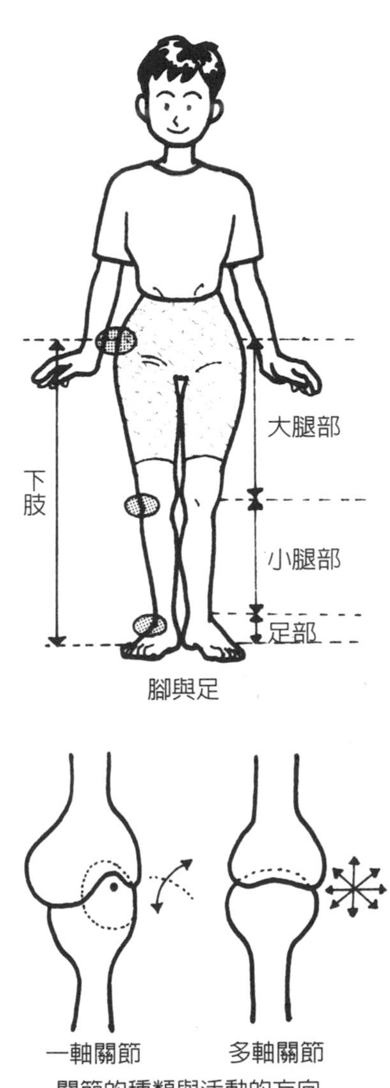

腳與足

關節的種類與活動的方向

腳的構造是拱形的彈簧

跟骨是圓的

人類進化以後，是唯一能靠雙腳站立走路的動物。因此人類具有靠四隻腳步行的其他動物所沒有的腳的特徵。

第一特徵就是腳跟發達。走路時腳朝前方踏出，腳跟部分著地。著地瞬間有自己的體重和地面的衝擊、著地的姿勢等各種力量加諸其間，爲了忍受這些力量，腳跟骨是圓的。如果跟骨有稜有角，骨與地面都是屬於硬的物質，會形成許多的撞擊而受損。走得太快時，腳跟容易骨折。但是跟骨是圓的，所以可以從任何方向著地。而且腳跟周圍的脂肪較厚，具有緩和衝擊的作用。

緩和衝擊的腳底心

第二特徵是具有腳底心。腳底心是由在其內側較多的骨和關節形成拱形而構成的。呈拱形相連的骨就好像彈簧一樣，能夠緩和著地時來自地面的衝擊，也具有踢地面

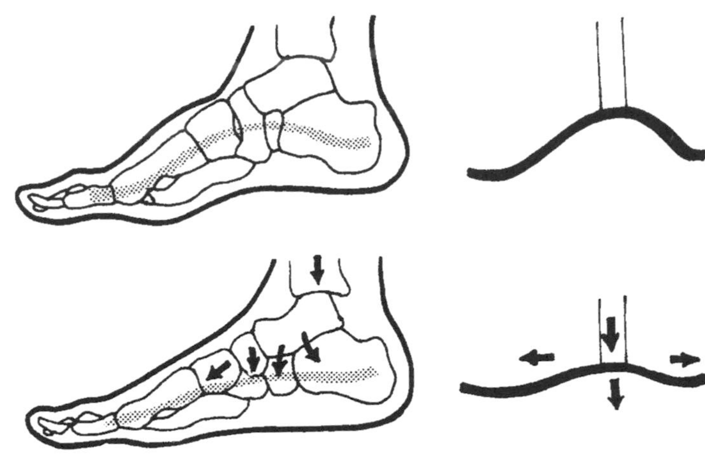

腳是拱型的彈簧

的作用。不是每個足關節都具有重大的作用，而是由一整個足完成一個彈簧的作用，才能夠順利步行。如果不是拱形，則由於來自地面的衝擊可能會引起足關節的毛病。

此外，步行時腳跟先著地，體重由腳的小趾側、腳底心的外側朝腳趾跟部的膨脹處移動，在此腳趾的擴張度具有重要的作用。小趾朝側面擴張，能夠抑制腳縱橫搖晃，能夠減少對於關節的負擔。

腳底心與四大功能

腳的機能不只是走路而已

腳的主要功能是站立和走路，但是了解其機能就可以知道腳具有非常重要的任務。腳具有四大任務，第一是用雙腳站立，支撐全身的重量。第二則是走路，避免衝擊直接加諸身體，具有如彈簧一般的作用。第三則是緩和腳底踩在地面、以及來自自己體重的衝擊。第四則是能掌握走路時，地面凹凸不平等等的狀態。

這四大作用全都與腳底的腳底心有密切的關係。尤其腳跟著地開始，到用腳尖踢地的一連串走路的動作。腳底心能夠幫助腳的作用，減少腳的疲勞。同時也有助於腳的強度和安定性、彈性等。

腳具有這麼多的功用，而且每天發揮功能，「腳的確是萬能者」。

「足」

「足」這字有很多的意義。現在我們知道足是重要的身體的一部分。對於交通工具不發達的古代人而言，足則具有更重要的作用。

「運足」不只是「走路」的意思而已，而會讓人想到用腳走路的樣子。

此外，踮手踮足的意思是「足沒有穩穩地踩在大地上」，而是用腳尖走路。

此外，還有「畫蛇添足」的說法。蛇本來就沒有腳卻爲其畫上四隻腳，這是毫無意義的事。換言之，我們的日常生活中常會用到「足」這字眼。

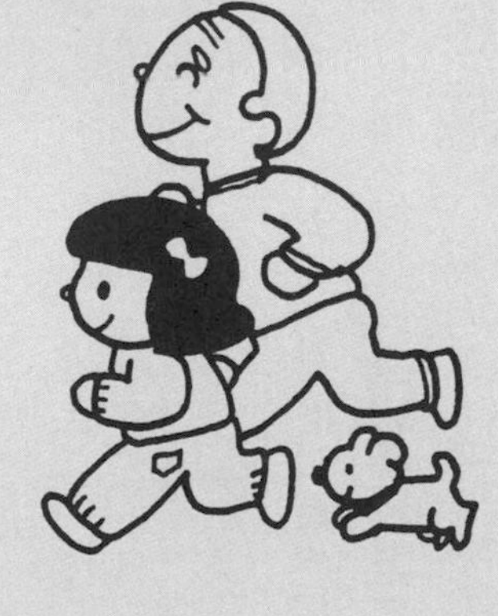

正確測量足

基本上測量足長與足圍

選擇適合自己足的鞋子，要先知道正確足的尺寸。大部分人都只靠足的長度來選擇鞋子，但是日本工業規格(JIS)除了足長以外，還測定足圍。很多人都認爲足圍是足的寬度，但是不只是寬度而已。如圖所示，是指足的寬度周圍的大小。選鞋子的時候，這尺寸的差距會造成極大的影響。

首先是足長的測量方式，在水平地面放一張如圖所示的方格紙。雙腳平行站在方格紙上，而腳跟中心和腳的第二趾擺在線上。兩把尺垂直地擺在從方格紙上拉出的線上，測量尺之間的長度，就可以知道足長。

足圍的測量方式則是站立在水平的地面上，把體重平均置於雙腳。腳尖稍微打開，如圖一般用細的捲尺捲住腳，測量其長度。

鞋子的尺寸、足長是以公分來表示；足圍則是以從A到G的尺寸來表示。越往G的部分表示足圍越大，平均爲E到EE。

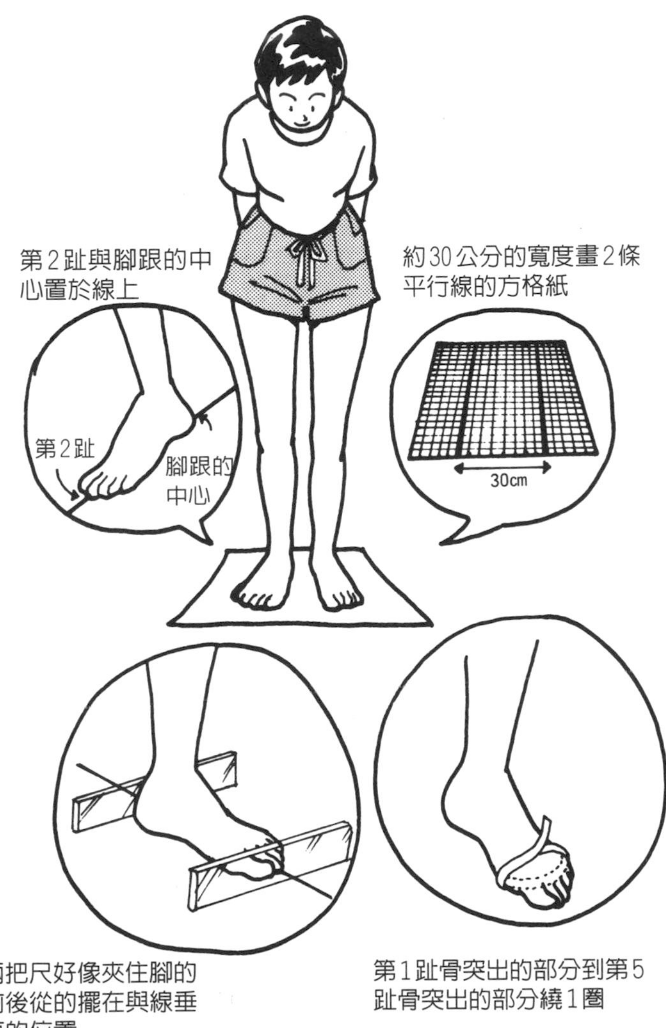
第2趾與腳跟的中心置於線上
第2趾
腳跟的中心
約30公分的寬度畫2條平行線的方格紙
30cm
兩把尺好像夾住腳的前後從的擺在與線垂直的位置
第1趾骨突出的部分到第5趾骨突出的部分繞1圈

測量腳的尺寸的方法

每個人的腳形都不同

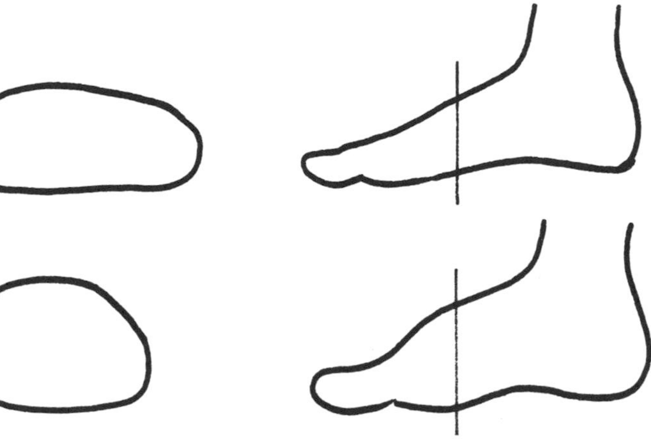

即使足圍相同的人切面也不同

需要測量的部分

每個人的腳形都不同，所以只靠足長和足圍的值並無法選擇適合的鞋子。即使足圍相同，但是觀察足圍的切面，會發現有的接近橢圓形，有的接近圓形，不是完全一樣的。切面越接近圓形表示腳背越高，想要知道自己足圍的切面，要先測量足幅，算出扁平率就能掌握特徵。

此外，要知道自己的腳背是否太高，調查方法就是測量足高。測量腳底心拱形的高度，而腳跟的大小則要測量腳跟的寬度。

要選擇合腳的鞋子必須要檢查各種測定項目。自己很難正確地測定，可以到設有專人測定的鞋店中，請對方爲你測定。

但是如果不是特別訂購的鞋子，恐怕會

A 足幅
B 足高
C 腳底心高
D 腳跟幅

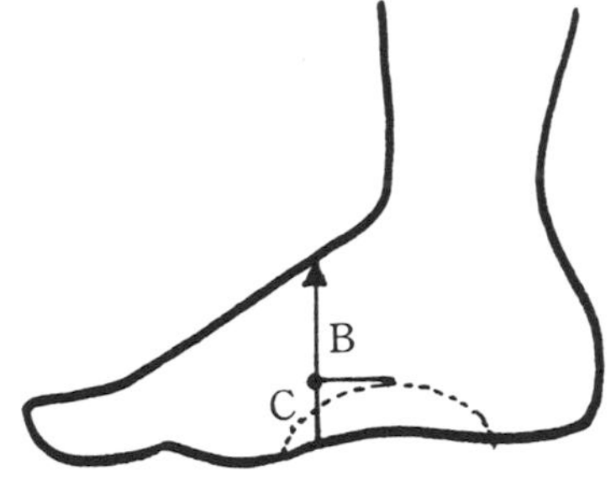

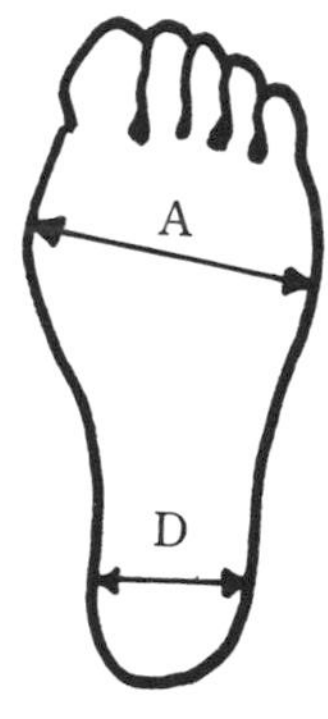

測定的項目與部位

無法選到能滿足所有測定結果的鞋子。如果知道這些數值，就能夠以和以往不同的觀點來選擇合腳的鞋子了。

一些市售的鞋子可以調整鞋帶的鬆緊，就能彌補腳型不同的缺點。如果腳背太高，選擇綁鞋帶型的鞋子；腳背太低則選擇無帶的鞋子。要了解自己的腳的特徵來選擇鞋子。

鞋子尺寸的基準值

男子用

（單位：足長＝cm、足圍＝mm）

足圍 / 足長	A	B	C	D	E	EE	EEE	EEEE	F	G
23.5	210	216	222	228	234	240	246	252	258	264
24.0	213	219	225	231	237	243	249	255	261	267
24.5	216	222	228	234	240	246	252	258	264	270
25.0	219	225	231	237	243	249	255	261	267	273
25.5	222	228	234	240	246	252	258	264	270	276
26.0	225	231	237	243	249	255	261	267	273	279
26.5	228	234	240	246	252	258	264	270	276	282
27.0	231	237	243	249	255	261	267	273	279	285
27.5	234	240	246	252	258	264	270	276	282	288
28.0	237	243	249	255	261	267	273	279	285	291
28.5	240	246	252	258	264	270	276	282	288	294
29.0	243	249	255	261	267	273	279	285	291	297

女子用

足圍 / 足長	A	B	C	D	E	EE	EEE	EEEE
20.5	189	195	201	207	213	219	225	231
21.0	192	198	204	210	216	222	228	234
21.5	195	201	207	213	219	225	231	237
22.0	198	204	210	216	222	228	234	240
22.5	201	207	213	219	225	231	237	243
23.0	204	210	216	222	228	234	240	246
23.5	207	213	219	225	231	237	243	249
24.0	210	216	222	228	234	240	246	252
24.5	213	219	225	231	237	243	249	255
25.0	216	222	228	234	240	246	252	258
25.5	219	225	231	237	243	249	255	261
26.0	222	228	234	240	246	252	258	264

鞋子尺寸的基準值

（單位＝cm）

足圍	足長	足高	腳底心高	足幅	腳跟幅
18.0	18.9	5.7	3.3	7.6	5.2
18.5	19.2	5.8	3.3	7.7	5.2
19.0	19.6	5.8	3.3	7.9	5.3
19.5	20.0	5.9	3.4	8.0	5.3
20.0	20.3	5.9	3.4	8.2	5.4
20.5	20.7	6.0	3.4	8.3	5.5
21.0	21.1	6.0	3.4	8.4	5.5
21.5	21.5	6.1	3.5	8.6	5.6
22.0	21.8	6.1	3.5	8.7	5.7
22.5	22.2	6.2	3.5	8.9	5.7
23.0	22.6	6.2	3.5	9.0	5.8
23.5	22.9	6.2	3.6	9.2	5.8
24.0	23.3	6.3	3.6	9.3	5.9
24.5	23.7	6.3	3.6	9.4	6.0
25.0	24.1	6.4	3.6	9.6	6.0
25.5	24.4	6.4	3.7	9.7	6.1
26.0	24.8	6.5	3.7	9.9	6.1
26.5	25.2	6.5	3.7	10.0	6.2
27.0	25.6	6.6	3.7	10.2	6.3
27.5	25.9	6.6	3.8	10.3	6.3
28.0	26.3	6.6	3.8	10.4	6.4

資料・健仁堂研究所

這些問題腳要加以處理

外翻拇趾要趕緊處理

最近常聽到外翻拇趾的說法。

外翻拇趾是指腳的拇趾朝小趾側彎曲變形的狀態。放任不管的話，彎曲的拇趾根部會形成瘤狀突起，碰到鞋子而產生疼痛感。嚴重時會發炎，甚至拇趾會和第二趾或第三趾重疊，這時就必須要動手術了。

平常不好好地觀察腳，等到症狀已經惡化才察覺到外翻拇趾的症狀就來不及了，所以要盡早處理爲宜。

首先要觀察鞋子。

不合腳的鞋子或鞋尖較細的鞋子並不好。如果穿太緊的鞋子，腳趾會常重疊在一起，腳拇趾會常朝小腳趾側彎曲。

經常穿著高跟鞋，體重和走路時的衝擊都會集中在腳尖，會壓迫到彎曲的拇趾。覺得有點疼痛時，如果一直忍耐著穿同樣的鞋子，走路時爲了保護腳尖，就會朝不自然的方向用力，而使腳容易疲倦。

爲了預防外翻拇趾，最好不要穿鞋尖較細的鞋子或高跟鞋。

但是通勤或參加宴會時，必須搭配服裝穿高跟鞋。這時可以選擇跟較低的高跟鞋，而且要盡早脫掉。

穿高跟鞋回到家以後，馬上脫掉鞋子並按摩腳。拉拉整個腳拇趾，進行上下移動的按摩。泡澡時這麼做能夠促進血液循環。

此外，當腳的肌力較弱時，容易形成外翻拇趾。平常就必須藉著步行來鍛鍊腳的肌肉，予以預防。

外翻拇趾

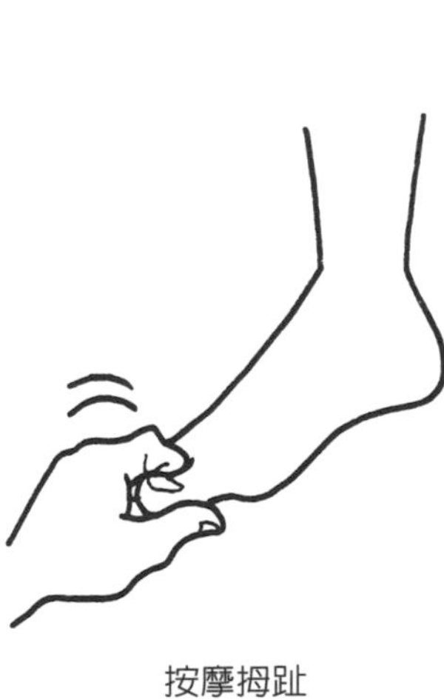

按摩拇趾

為何扁平足容易疲倦

扁平足是我們所熟悉的說法，是指腳底沒有陷凹處，呈平坦狀態的足。正確的說法應是腳底心沒有顯示拱形部分的足，即幾乎沒有腳底心高的足。

扁平足不必直接觀察腳底，只要赤腳走在沙灘上或把潮濕的腳踩在水泥地上，就可以看得很清楚了。如果是正常的腳，腳底心的部分不會印在地上。但是若是扁平足，則全部腳形都會印在地上。

也許你會認爲「腳底心不呈拱形也沒有問題」，但是腳底心與走路有密切的關係。走路從腳跟先著地，然後腳趾根部、腳尖依序著地。用腳趾踢地面，反覆做這動作。這一連串的動作中，腳底心的拱形部分具有彈簧作用和緩衝作用，這作用能減少對於腳的衝擊，而且能夠有效地步行。但是扁平足沒有拱形彈簧，因此無法有效地緩和衝擊。使用太多走路的力量，因此容易疲倦。

扁平足的人彈簧的作用不足，必須藉著腳趾的作用來彌補。換言之，要穿腳趾能夠完全張開的鞋子，赤腳穿草鞋、木屐或涼鞋。此外，爲了鍛鍊腳的肌力，要短時間持續步行。

爲了避免成爲扁平足，孩提時代便要多下點工夫。以關東地方的都市部、近郊部、臨海部、山麓部的幼兒進行調查，發現居住在都市部和近郊部的幼兒腳底心形成率較低，即是否能充分在戶外遊玩會造成極大的差距。開始走路時，形成拱形的腳底心。開始走路以後，不要讓孩子立刻穿鞋，要先清除一些危險的東西，盡可能讓他赤腳走路。

①的頂點與②的頂點連接成A線
③的頂點與④的頂點連接成B線
⑤與A線、B線交點連成H線
如果腳底心的陷凹處比H線更靠近A線的話，就是扁平足

扁平足的判斷方法

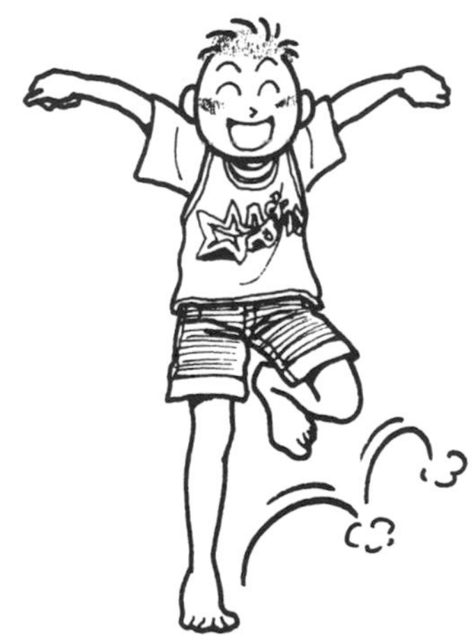

儘量讓孩子赤腳遊戲

利用穴道消除腳的疲勞

刺激腳底的放鬆法

腳和腳底處有很多的穴道。知道穴道位於腳的哪一部分，自己進行指壓或按摩，不僅能消除腳的疲勞，同時能更新整身。

發現穴道的位置並不困難。疲勞時，你會不會摩擦腳或敲打腳呢？請用指腹按壓附近幾處。按壓時感到疼痛的部位或感到舒服的部位，就是對自己有效的穴道。

找到穴道以後，用拇指一次按壓三～五秒鐘，朝身體的中心按壓。覺得疼痛的穴道由於機能高漲，所以要用力壓。覺得舒適的穴道由於機能衰退，所以要輕輕壓。一個穴道按壓五～六次，不要只用手指的力量按壓，要調整強度，加諸體重按壓。

此外，也可以用手指揉捏或握拳敲打，依症狀的不同，有時可以進行冷敷或溫敷。

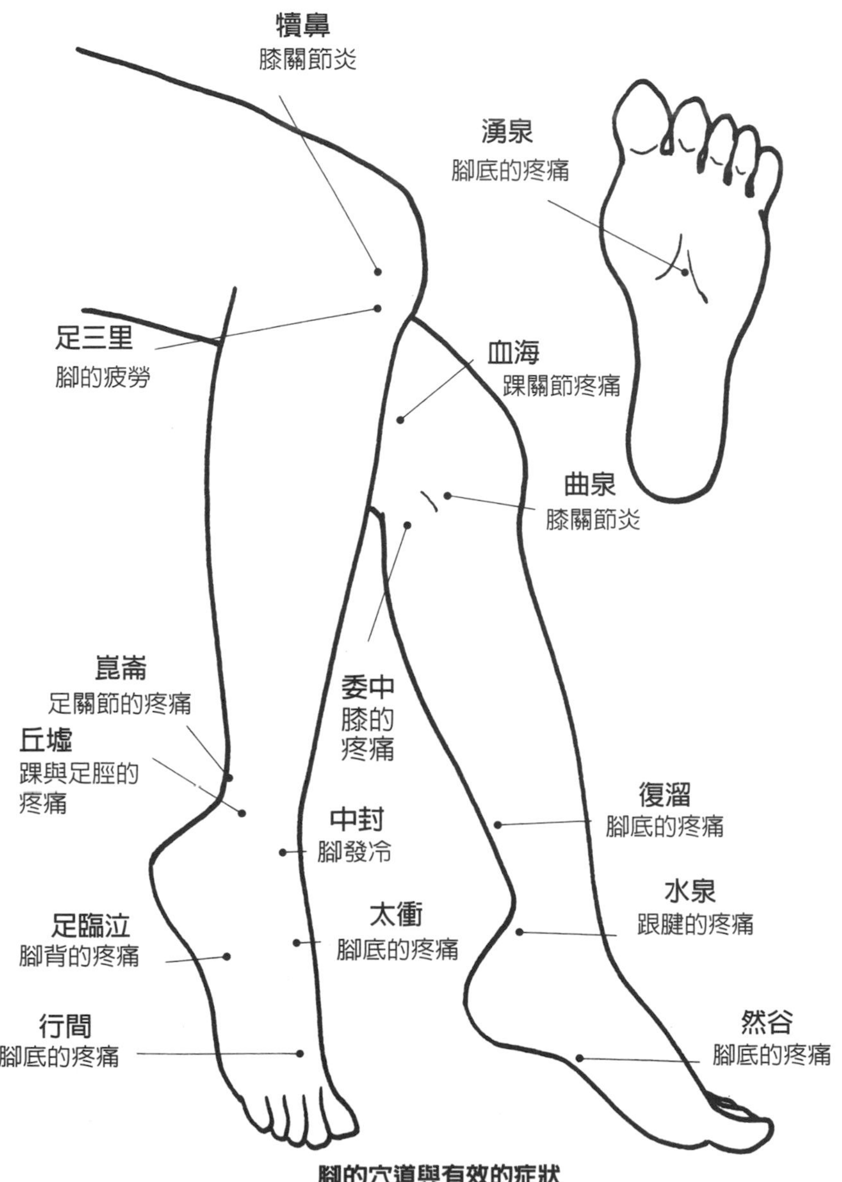
犢鼻
膝關節炎
湧泉
腳底的疼痛
足三里
腳的疲勞
血海
踝關節疼痛
曲泉
膝關節炎
崑崙
足關節的疼痛
委中
膝的
疼痛
丘墟
踝與足脛的
疼痛
中封
腳發冷
復溜
腳底的疼痛
水泉
跟腱的疼痛
太衝
腳底的疼痛
足臨泣
腳背的疼痛
行間
腳底的疼痛
然谷
腳底的疼痛

腳的穴道與有效的症狀

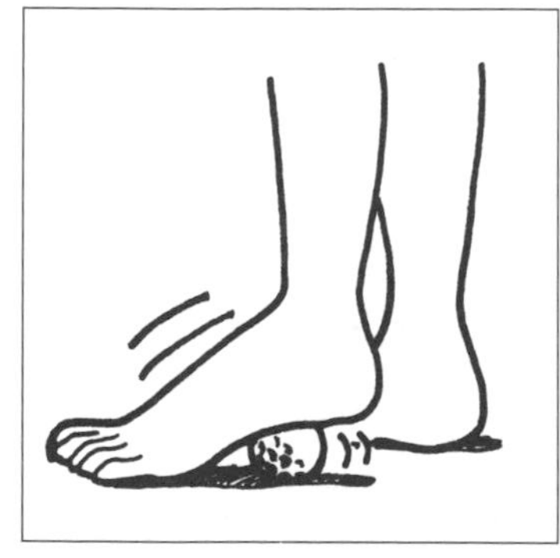

刺激腳底

腳底有很多穴道。尤其腳底心具有消除疲勞，調整血壓，消除壓力的有效穴道。其中在彎曲腳趾時出現陷凹處，即湧泉穴。這是湧出能量的穴道，可以在這穴道的部位踩住高爾夫球，不斷地滾動予以刺激。

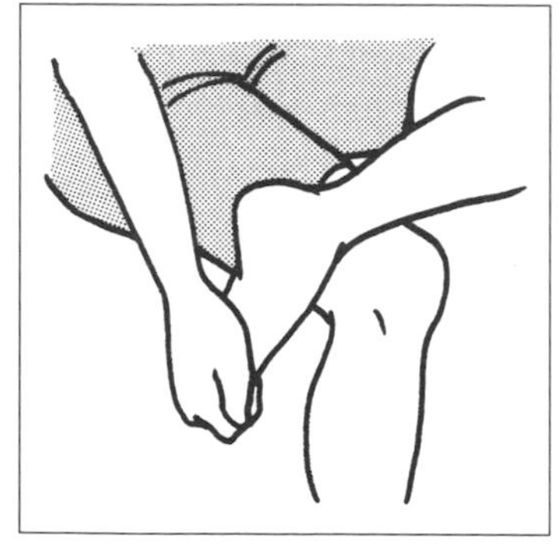

使腳趾放鬆

終日穿著鞋子的腳非常疲勞。要消除這疲勞，要使腳趾放鬆。單腳置於膝上，用相反側的手抓住腳趾，在腳趾朝左右轉動10次，然後按壓腳趾，拉扯腳趾，彎曲腳趾，使腳趾後仰。最後敲打腳底，使腳底放鬆。

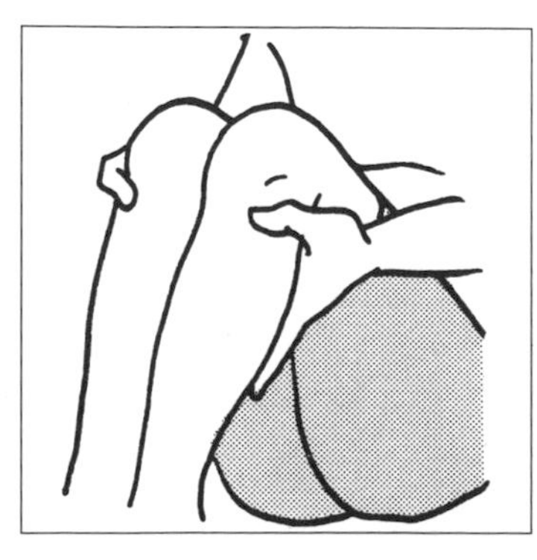

按壓足三里穴

在膝下找出一個突出的骨。在這骨的下方兩個手指關節的距離，朝外的部分就是足三里穴。刺激此處能消除腳的疲勞，屈膝坐下。拇指指腹抵住穴道用力按壓。感到疼痛的話，要強力按摩到放鬆爲止。泡完澡或睡前按壓更有效。

不合腳的鞋子會導致疲勞

很多女性都說：「穿高跟鞋比運動鞋更容易讓腳感到疲勞。」即使不舉出運動鞋和高跟鞋的例子，也可以了解到腳的疲勞度和鞋子有密切的關係。

讓腳不疲勞的鞋子是合腳的鞋子，是配合自己腳的大小和用途的鞋子。太小的鞋子當然不好，會壓迫腳，因爲摩擦而出現摩破腳的現象，腳會疼痛。不要認爲「穿久一點鞋子就會鬆了」，而勉強持續穿。由於腳趾無法擴展，腳必須要承受多餘的力量，因此容易疲倦，易於形成外翻拇趾。平衡不良而容易悶熱。

那麼是不是穿較大的鞋子較好呢？也不是如此。腳雖然不會受到壓迫，但是不會和鞋子緊密結合。在著地時腳會在鞋子裡朝前方挪移，腳尖承受多餘的力量，會損傷腳趾，也會摩破腳。此外，爲了避免鞋子脫落，腳會過度用力而容易疲倦。走法也不自然，容易跌倒。

鞋子的重量也有關。例如：從事必須長時間步行工作的人，鞋子具有某種程度的重量，才能發揮鐘擺的作用，輕鬆走路。

選擇容易穿的鞋子的祕訣

鞋子的構造與功能

鞋子具有腳走在地面上時，能夠緩和衝擊的作用。鞋子最重要的是底部，底部又分爲內底（中底）與在鞋子底部最外側的外底。

內底直接支撐腳，具有緩和走路時膝所承受的衝擊的作用。內底含有緩衝性物質，有弧度，因爲腳底心有很多重要的穴道，所以腳底心和內底的弧度緊密貼合，能夠刺激穴道，成爲容易穿的鞋子。

外底直接接觸地面，保護鞋子。

構造上的重點是爲了使腳和鞋子有一體感，因此製造的鞋子會比腳的大小更小一點。其次是鞋子內部腳尖前方要有空隙。如果腳尖無法得到適當的空隙，會碰到鞋子，痛到無法步行。再者，鞋底前端和地面之間要有縫隙，才能夠幫助步行。

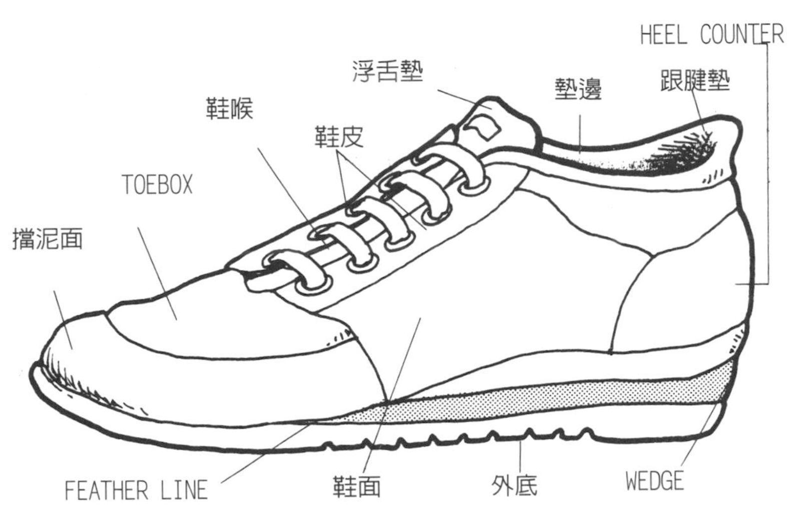

步行鞋的各部的名稱

容易步行的鞋子素材與重量

鞋子的素材最好是考慮透氣性、柔軟性的問題，選擇皮革製或布製的鞋子。合成皮革具有很好的耐水性，但是不具有伸縮性。

重量方面與其選擇太輕的鞋子，還不如選擇具有某種程度重量的鞋子，較適合步行。鞋子有重量，因此在往前踏出時具有鐘擺的作用，能夠順利步行。但是若是不合腳的鞋子，反而會造成腳的負擔。如果輕的鞋子不合腳，穿起來也會覺得很重。

鞋底需要能吸收衝擊的厚度，以及踢地面時能夠後仰的柔軟性。

選鞋的重點

①知道自己腳的尺寸和特徵。

②拿在手上觀察外觀，看看各部分的接著和縫合是否有瑕疵，修飾得好不好。

③穿起來覺得舒服嗎？大小和寬度夠不夠呢？

④腳跟的位置和鞋子的部分是否吻合呢？內底會不會碰到腳呢？

⑤鞋子外側的頂線是否會碰到足踝下，足踝下接近皮膚表面有神經通過。如果碰到鞋子會疼痛而無法步行。

⑥穿鞋時一定要雙腳都穿，因為人類的腳左右大小不同。

⑦穿鞋子踮起腳尖，看鞋跟部分是否會脫落或挪移，稍微走走看。太重的鞋子會成為磨破腳的原因。

⑧傍晚時去買鞋子，因為傍晚時分足圍會膨脹，可以較大的尺寸來購買。

⑨老年人的鞋子背部要柔軟，底部容易彎曲，盡可能是橡膠製的止滑鞋。

⑩腰或膝疼痛的人要選擇底厚，較輕的鞋子。

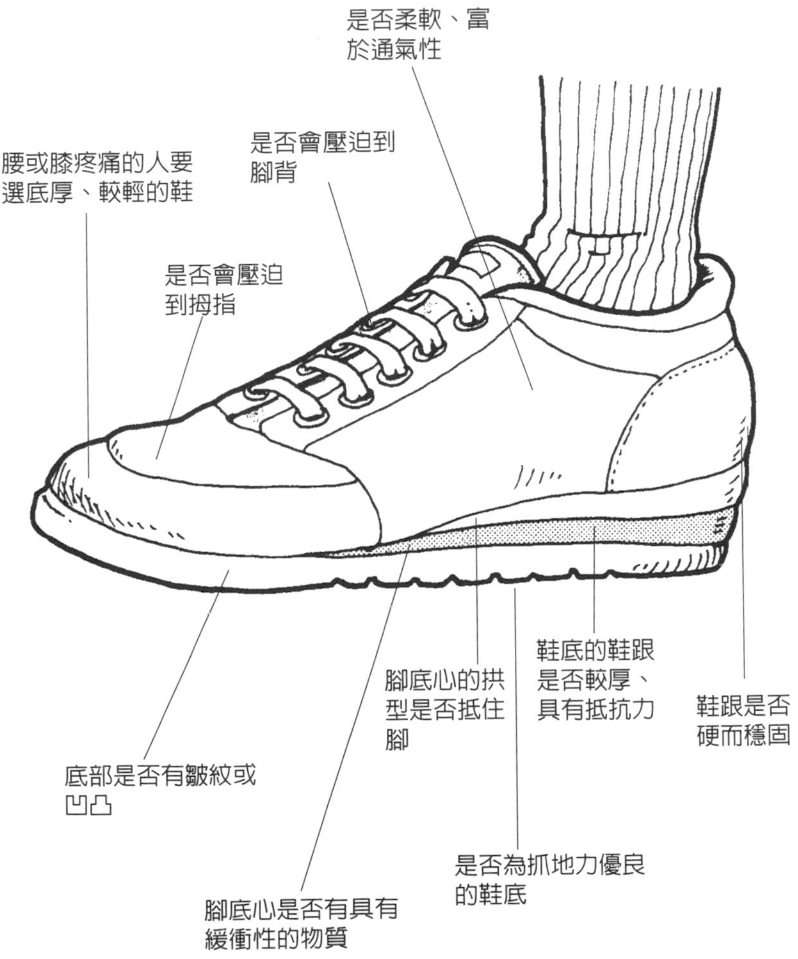
是否柔軟、富
於通氣性
是否會壓迫到
腳背
腰或膝疼痛的人要
選底厚、較輕的鞋
是否會壓迫
到拇指
鞋底的鞋跟
是否較厚、
具有抵抗力
腳底心的拱
型是否抵住
腳
鞋跟是否
硬而穩固
底部是否有皺紋或
凹凸
是否為抓地力優良
的鞋底
腳底心是否有具有
緩衝性的物質

檢查的重點

通勤時選擇何種鞋子？

皮鞋要選擇綁鞋帶型

搭配套裝的上班族要穿皮鞋通勤。何種鞋子比較好呢？依工作需要的步行程度不同而有所不同。

如果經常在外奔波的人，或通勤時打算步行的人，要選擇能夠使腳牢牢固定，綁帶子的鞋子。鞋面和鞋底都要選擇具有重量感的鞋子，有穩定性，不容易疲倦。也可以說是適合上班族的步行鞋。

經常坐在辦公桌的上班族穿綁帶子的鞋子或無帶鞋皆可。無帶鞋雖然不容易固定腳，但是較輕，而且穿脫方便。

一天中，穿鞋子的時間平均爲十二小時。腳容易流汗，所以要選擇天然皮革等，具有吸濕性和通氣性的鞋子。

高跟鞋要選擇三～四公分的高度

紐約的上班族通勤時穿運動鞋，在公司穿高跟鞋的人增加了。在國內很少看到穿著套裝，配上運動鞋的女性。不注重腳的疲勞，而重視時髦性，因此上班時會穿著套裝和高跟鞋。

通勤時乘車或走在硬的道路上，如果穿鞋跟較低綁帶型的皮鞋，腳就不容易累。必須要注意的是鞋子的寬度和鞋跟的高度。鞋跟越高，平衡越不良。體重置於腳尖，腳容易長水泡和繭，容易形成外翻拇趾。但是完全沒有跟的鞋子也不好，鞋跟的高度大約三～四公分，腳最不容易疲倦。但是太細的跟不穩定。

鞋子的寬度狹窄時，腳會疼痛。鞋尖太細的設計，就醫學觀點而言並不好。不容易取得平衡，而且會導致腰痛，腳會變形。

容易造成不穩定的鞋子就是夏天穿的涼鞋，涼鞋只靠一根帶子固定腳跟的部分。腳跟容易移動，腳會不穩定，所以不適合在通勤走路時穿。

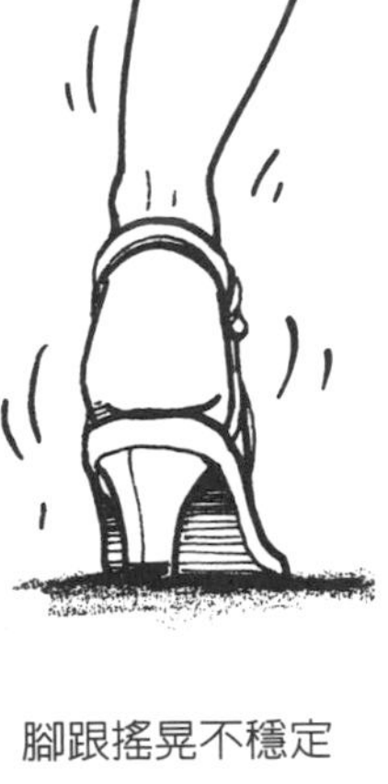

腳跟搖晃不穩定

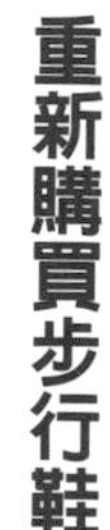

重新購買步行鞋

鞋底比普通的運動鞋更柔軟，能夠自然後仰，因此不會疲倦

從運動鞋型變成連通勤也能夠使用的鞋子

·男用步行鞋

運動鞋型的步行鞋看起來和普通的運動鞋一樣，但是與網球鞋等做激烈運動的鞋子相比，鞋底不同。走路時，能夠自然後仰，具有柔軟性的鞋底，即使長距離步行也不會感到疲倦。

此外，最近不只是運動鞋型，有時候兼具與西裝搭配的效果的休閒鞋，也可以當成步行鞋來使用。比普通的皮革更輕。不同的差距在於鞋底，如運動鞋一般具有溝，所以能夠止滑，而且具有能夠吸收衝擊的厚度，不會增加對足的負擔。

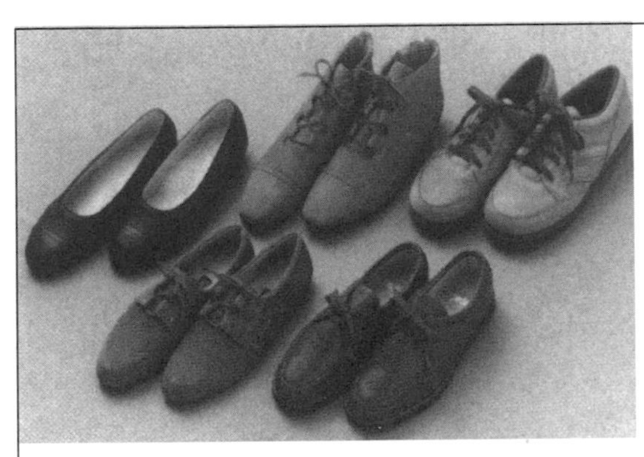

鞋底有溝，具有止滑作用

從運動鞋型到短靴、休閒鞋都有

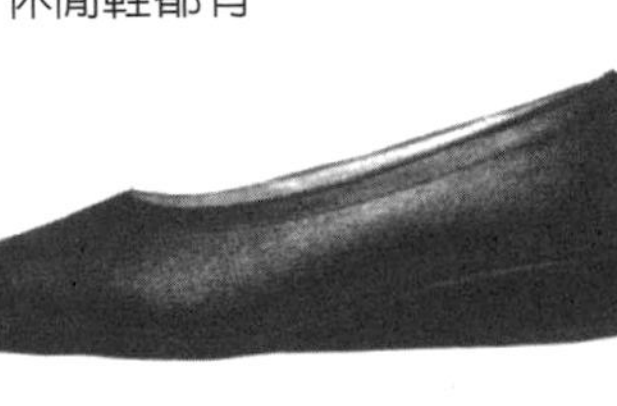

整個鞋跟貼於地面，高度為3～4公分

·女用步行鞋

因爲外翻拇趾等腳出現問題的女性增加了。爲了避免症狀更加嚴重或加以預防，最好穿步行鞋。

運動鞋型的步行鞋鞋尖比普通鞋更能按照自然腳尖的弧度製造出來，非常合腳。素材是使用軟皮，具有適度的輕重，走起來非常舒服。

通勤用的則是綁鞋帶型，再加上短靴、休閒鞋等在內，設計比以前更富於變化。與普通鞋不同的是鞋底是橡膠製的，有溝。鞋跟則是容易穿的三～四公分高度，整個底貼於地面，所以能夠具有穩定感。

腳與鞋 Q&A

Q 腳長了雞眼和繭，該如何預防呢？

A 雞眼容易出現在腳趾縫間，這是因爲鞋子太緊，腳趾受損，持續受到壓迫，這部分變白變硬而造成的。繭則是因爲腳趾的皮膚在穿鞋時磨破腳而形成的。

爲了預防，要穿鞋尖不會太緊，合腳的鞋子。

此外，也可能因爲細菌或霉菌而長雞眼和繭。鞋子的通氣性、保溫性、吸濕性、擴散性、素材、構造等各種因素，會使細菌或霉菌繁殖。因此要盡可能選擇不會使腳悶熱的鞋子。穿鞋以後，要充分保持乾燥。不要每天穿同一雙鞋子，只要交互穿不同的鞋子，就能夠預防。每天洗腳保持清潔，還可以使用抗菌纖維襪。

Q 穿鞋子時腳會發臭，該怎麼做才不會發臭呢？

A 會排汗的汗腺不是均勻地分布在全身，有的部分會較少，有的部分則會較多。腳在身體中是汗腺集中較多的部位。長時間穿鞋子，在密閉狀態下就會流汗。很多人認為腳不會流汗，但是腳會流汗。

汗當中，有在緊張和興奮時會出現的頂泌性汗，這是腳發臭的原因。穿太緊的鞋子或不容易走路的鞋子，因為腳緊張而流了很多頂泌性汗，就會造成腳發臭。

穿合腳的鞋子保持腳清潔，就能預防腳臭。尤其是從事激烈運動時，腳會大量流汗，所以要穿通氣性較佳的鞋子。

Q 懷孕以後，是否要換跟較低的鞋子呢？

A 懷孕期間，一般人會認為穿跟較低的鞋子較不容易跌倒。但是實際上這是錯誤的說法。懷孕期間尤其到後期時，由於肚子突出，重心朝前方。為了予以調整，身體很自然地會呈後仰的姿勢。如果穿著幾乎沒有鞋跟的鞋子，反而會增加腰部的負擔。穿有點跟的鞋子，身體不會勉強用力，能夠輕鬆地走路。跟不要太細，高度為三～四公分較好。

Q 要以何種基準來選擇幼兒的鞋子呢？

A

幼兒比大人更容易張開腳趾走路，因此要選擇腳尖部分呈扇形的鞋子。腳尖部分的縫隙太大時，容易跌倒，因此不需要有太多的縫隙。每半年就要換鞋，所以腳尖的縫隙最好是一公分左右。因爲是腳的小趾側碰到地面走路，因此選擇腳尖部分外側補強的鞋子比較理想。幼兒不是用腳尖走路，所以不需要具有高度的鞋跟，只要稍微補強的鞋子就夠了。

幼兒的腳底心還沒有完全形成，足踝的位置較低，腳不穩定，所以較適合穿著包住整隻腳的短靴型的鞋子。

鞋子也有歷史

鞋子傳入以前，日本人穿的主要是木屐、草鞋等。木屐是爲了在田間或濕地，腳不至於被埋入土中，能夠有效步行而製造出來的。後來成爲日常生活中常穿的鞋子。草鞋則能包住腳，配合國內高溫多濕的風土，使腳解放。平常會穿著木屐和拖鞋，出外旅遊或工作時則穿著草鞋。

我想，如果現代人還持續穿著這些鞋子就太好了！

此外，與其使用綁帶子的鞋子，還不如選擇利用鉤子或魔術膠帶、拉鍊等來調節的樣式。較容易穿脫，而且不容易脫落，比較安全。

材質方面因爲容易流汗，所以要選擇柔軟的皮或布，以及合成皮革等。

Q 聽說穿靴子腳不容易疲勞，這是眞的嗎？

A 靴子是指高度在足踝以上的鞋子。有長靴有短靴，都能夠從兩側支撐足踝，所以容易走路。無法支撐足踝的普通鞋子，腳必須要朝左右挪移調整走路，所以容易疲倦。靴子不容易朝左右挪移，所以不容易疲倦。但是通氣性不佳，能夠穿的季節有限。

Q 腳力較弱的老年人要選擇何種鞋子呢？

A 邁入高齡以後，足腰較弱，容易跌倒。一旦跌倒便容易骨折，所以一定要穿合腳的鞋子。

很多人認爲沒有跟的鞋子比較好，但是老年人會曲膝走路，完全沒有跟更難走路。要選擇有二～三公分高度的跟，走起來較容易。但若鞋底有鞋跟，容易跌倒，所以要選擇貼一片底的鞋子，如果有鞋跟，前側不要做成直角，要做成圓形或斜向剪裁的鞋跟較好。使用橡膠等防滑素材，柔軟的鞋子較好。

鞋尖爲粗圓型的鞋子。如果前方的縫隙太多容易跌倒，只要維持一公分左右的縫隙即可。

如果是穿要綁鞋帶的鞋子，必須彎下腰較長的時間，所以可以藉著魔術膠布或拉鍊等調整的鞋子較輕鬆。

此外，穿具有保溫性，內側鋪毛的鞋子或輕的鞋子也不錯。

Q 走路時，腳趾會疼痛，請告知原因和對策。

A 腳趾會疼痛是因爲鞋子的大小不合。太小的鞋子壓迫腳趾，而造成疼痛。太大的鞋子爲了避免鞋子脫落，腳過度用力。每當走路時，腳在鞋子裡摩擦，有些部分就會碰到鞋子而引起疼痛，一定要穿合腳的鞋子。

如果還覺得疼痛，則可能是著地時腳傾斜所造成的。要再次檢查自己的走路方式，看腳是否朝內側或外側傾斜。如果傾斜要盡可能把腳平放在地面上走路。

Q 我想買容易穿的鞋子，請問要在哪一種店購買較好？

A 選購鞋子時，尤其是女性大都會有以流行或設計爲優先考慮的傾向，會到有不同設計的鞋店中購買鞋子。但是設計多樣化的店不見得每一雙都具有太多的尺寸。既然要買容易穿的鞋子，最重要的條件是要合腳，所以如果是選擇以設計爲優先考慮的店，恐怕會很難找到容易穿的鞋子。因此即使設計較少，但是尺寸豐富的店較容易選擇鞋子。

此外，有人喜歡到可以訂購鞋子的店中去購買自己的鞋子。而店中有專業人員，因爲這些人是鞋子的專家，所以可以告訴對方自己腳的特徵、走路方式、使用目的等等，以其建議作爲參考。同時也可以讓對方測量出自己的腳的正確尺寸。

Q 經常容易磨破腳，如何防止較好呢？

A 穿新鞋或不合腳的鞋子時，都容易發生磨破腳的情形。腳碰到了鞋子，皮膚受到強力摩擦會發熱或出現水泡。出現水泡以後繼續穿鞋，皮膚會破裂出血而出現長繭的現象。

容易磨破腳的部分是跟腱、腳跟周圍和腳背。

要預防可以貼ＯＫ繃或在鞋子、腳跟的內側塗抹肥皀和蠟，減少磨擦。更好的方法是不要勉強自己長時間穿不合腳的鞋子，而要穿合腳的鞋子。

Q　走路時，腳跟和腳底心疼痛，原因何在呢？

A　走路時腳跟疼痛的人是採用腳跟用力踏地面的走路方式。走路時，整個腳底同時貼於地面較好。此外，要選擇能夠吸收腳跟部分衝擊力的鞋子，就能消除疼痛。
腳底心疼痛的人可能是鞋子太大，過度用力；鞋子太小，腳受到壓迫，或是鞋底太硬，走路時拇趾根部無法充分彎曲等原因所造成的。
要更換爲合腳的鞋子或選擇讓鞋子的拇趾根部部分能夠充分彎曲的鞋子，就能防止腳底心疼痛。

Q　腳尖容易發冷，發冷和鞋子有關嗎？

A　很多女性都會出現腳發冷的現象。原因在於末梢血管的血液循環不良，所以鞋子和發冷並沒有直接的關係。但若長時間穿著不合腳的鞋子，腳的血液循環不良，就可能會發冷。此外，爲了改善血液循環不良的現象，要運動，或者穿合腳的鞋子走路。

如果想要立刻消除發冷的現象，要選擇保暖的鞋子。例如：不具有通氣性、底較厚的鞋子，就能夠防寒；或是在內側鋪有柔軟毛的鞋子也不錯。

結語

我每天都會實行有氧步行的運動。今天早上五點五〇分開始走，走到七點鐘爲止。路線是從東京中野的自宅走到東京都廳前的新宿公園爲止。新宿公園一周有一〇七〇公尺，走一〇圈再回到中野的自宅淋浴、吃早餐，再開始工作。這是我的日課，即使下雨天也會撐傘走路。

上個星期天，和協會的年輕人一起走皇居周圍。因爲是星期天，不想早起，所以一〇點鐘時從櫻田門的時鐘台開始出發，繞皇居一周。因爲這裡有清楚的距離標示，所以非常方便，一周就是五公里。氣候溫暖，揹個背包，裡面裝了替換的衣服，戴頂帽子行走。但是走了一周汗流浹背。

該怎麼樣把有氧步行納入生活中呢？根據在筑波大學時筆者的例子，從自宅走到大學，距離單程爲三・八公里。到了大學以後，汗流浹背。換個內衣，換上西裝工作。回家時，只拿著襯衫。汗水打濕的內衣塞在背包裡，還是走路回家。這可以說是完全利用通勤時間的步行法。自宅與大學的往返約八公里。除此之外，常在大學中走動工作，一天至少要走一〇公里。

以往一直持續這種作法，事實上有一個目的，即一天走四〇公里，持續走三〇天，就能夠實行四國八十八處的巡禮願望。藉著每天走一〇公里之賜，在前年完成了我的願望。接著想要挑戰的是一年半後要實行的出羽三山。因爲有此目的，走路而言對我並不痛苦。可是一般人要一口氣走一〇公里是很痛苦的事情，一天走四公里就足夠了。

每年秋天的敬老日（九月十五日）前後的星期日，在日本各地會舉辦「海龜馬拉松全國大會」。今年海龜協會已經創立了廿五周年，而全國大會在琉球縣舉辦紀念廿五周年的大會。在琉球縣有「命寶」的說法。意味著對人類而言，命是最重要的寶物。琉球大會主要的宣傳重點就是要讓大家了解，活動的長壽才是生命中最重要的事情。

今年二月，筆者和協會的年輕人一起參加在夏威夷檀香山所舉辦的大會。步行距離爲十三．八公里，實際上有三萬七〇〇〇人參加。筆者的朋友美國的心臟病專門醫師史佳夫醫師，第一次參加這大會。實際上，參加者每年都會增加。這大會不排名，只要能走完全程的所有人都算是第一名。有推著嬰兒車走路的母親，有推著坐在輪椅上的老年人的孩子，還有國中生、高中生在中途演奏音樂，小學生提供參加者飲料，可說是爲了自己而走的大會。筆者參加以後，覺得眞是太好了。步行眞是一件快樂的事！

國家圖書館出版品預行編目資料

走路健康奇蹟，張明玉　主編，初版，
新北市，新視野 New Vision，2023.03
面；　公分 --
ISBN 978-626-96569-6-7（平裝）
1.CST：運動健康 2.CST：健行

411.712　　111021584

走路健康奇蹟

張明玉　主編

策　　劃　林郁
出　　版　新視野 New Vision
製　　作　新潮社文化事業有限公司
電話 02-8666-5711
傳真 02-8666-5833
E-mail：service@xcsbook.com.tw

印前作業　東豪印刷事業有限公司
印刷作業　福霖印刷有限公司

總 經 銷　聯合發行股份有限公司
新北市新店區寶橋路 235 巷 6 弄 6 號 2F
電話 02-2917-8022
傳真 02-2915-6275

初　　版　2023 年 3 月